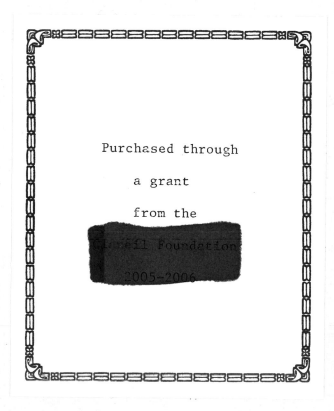

Purchased through

a grant

from the

O'Neil Foundation

2005-2006

BIBLIOTECA DE LA SALUD

Dietas y recetas de María Antonieta

María Antonieta Collins

Dietas y recetas de María Antonieta

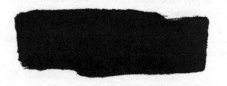

grijalbo

DIETAS Y RECETAS DE MARÍA ANTONIETA

© 2001, María Antonieta Collins

3a. reimpresión, 2005

D.R. 2005, Random House Mondadori, S.A. de C.V.
        Av. Homero núm. 544, Col. Chapultepec Morales,
        Del. Miguel Hidalgo, C.P. 11570, México, D.F.

www. randomhousemondadori.com.mx

ISBN 1-4000-8451-2

Impreso en México / *Printed in Mexico*

Índice

Gracias es una palabra pequeña

Dicen que en la vida hay que plantar un árbol, tener un hijo y escribir un libro. He plantado unas cuantas matas de albahaca y perejil, he tenido dos hijas, pero sin ustedes no hubiera podido escribir estas líneas.

A Félix Cortés Camarillo, maestro de lo coloquial y de la vida, a quien, simplemente y sin más, debo estilo y trabajo en la televisión. Mi deuda impagable por todos estos años de consejos, así como por la paciencia y dedicación de revisar y corregir esta locura hecha letra.

A Jorge Ramos, mi amigo y compañero, quien generosamente nos mostró a todos el camino para escribir y contar una historia en libro. Cuando las televidentes me dicen: "¡Ay! ¡Qué guapo es!" No me canso de repetirles: "No sólo es guapo y buen periodista, Jorge es todavía más: es un gran ser humano".

A Cristina Saralegui, porque al hacerme miembro honorario de su Club de la Salud hizo que este libro surgiera. Gracias por tu tiempo y tu cariño, mi china.

A los altos mandos en Univisión: Ray, Mario, Otto, Alina y Frank.

A mis compañeros del *Noticiero Univisión* y de *Aquí y Ahora*, por lo que todos y cada uno han hecho por mí.

Sin que el orden de los factores altere el producto: a "Dumbo", "Tropi", "Leo" y "Silvestre", por esas interminables horas siempre a mi lado en la computadora, diciéndome todo con sus miradas.

También a Fabio, Adrianna, Antonietta y Yuyita, por soportar pacientemente este parto.

Mil gracias a todos, en verdad.

Prefacio

María Antonieta Collins, Oprah Winfrey y yo tenemos algo en común. Y no es precisamente que las tres aparecemos en televisión. Es que las tres sabemos lo que es ser gorda en televisión.

Ser gorda en televisión es más difícil que ser gorda en tu casa o en tu oficina. Porque ser una gorda anónima equivale a que el secreto no salga del espejo, pero ser una gorda pública es sentir que tus lonjas le pertenecen a 100 millones de personas. Es como si tuvieras un espejo, con todos tus gordos incluidos, en la casa de cada uno de tus amigos.

Y hay algo peor que desconocen los gordos poco conocidos: ser una gorda crónica es exponerse a que esa persona que nunca has visto en tu vida, te suelte en la cara aquello de "¡Chica, pero tú sí estás gorda!", con la frescura de una repugnante lechuga.

Cuando María Antonieta me llevó a la casa este libro, lo devoré con las mismas ganas con que desayuno, almuerzo y ceno. Yo, al igual que ella, sé lo que se siente cuando una entra al clóset pero la ropa no entra en una.

Yo también conservo colgados allí vestidos de todas las tallas (aunque los que le siguen a la talla 12 estén escondidos en un rinconcito con la secreta esperanza de no tener que volver a usarlos nunca). Y como este libro está lleno de confesiones, yo también tengo la mía. Después de que nació Jon Marcos no quise regalar mi ropa de maternidad. Sabía que no iba a tener más hijos, pero sospechaba que sí iba a tener más libras.

Yo también, como María Antonieta, he hecho todas las dietas, me suenan conocidísimos los nombres de todas las pastillas para bajar de peso y me sé de memoria todos los tratamientos. Mermar ese número que me niego a confesar siempre ha sido una de mis metas. Porque mi vida, al igual que la de María Antonieta Collins y Oprah Winfrey, también ha sido una continua batalla con la báscula.

Hoy tengo que admitir que mi amiga, la Collins, nos ganó a las dos.

Cuando la vi entrar la otra noche en mi casa, con un cuerpecito de quinceañera, recordé cuando la invité hace un par de años a ser miembro del Club de la Salud, una serie de programas en los que he querido estimular a todos los que, como nosotras, sufrimos con el sobrepeso.

Esa noche, mi amiga, me sentí feliz de que lo hubieras logrado y te me convertiste en ejemplo. Estoy segura de que este libro tendrá el mismo efecto entre tus lectores.

¡Te prometo que nos vemos dentro de 20 libras!

CRISTINA SARALEGUI

1. Comer o no comer... Ése es mi dilema

Ni soy dietista, ni soy doctora, ni soy científica. El derecho a escribir este libro me lo ha dado algo más sencillo. Como millones, soy una víctima más de ese bendito mal hábito, dulce, placentero, tranquilizante, sabroso y reconfortante de comer y comer, sin conocer límites. Por él, quizá como usted, he ido del Cielo al Infierno. Por él he pagado y sigo pagando el precio que me exige:

Tragar y tragar pastillas.

Hacer ejercicio.

Morirme de hambre.

Llorar, harta de comer lechugas, tomate y agua.

Bajar de peso.

Verme flaca frente a un espejo... Para después volver a la maldita lucha contra la báscula. Hoy perder una libra, mañana otra más, pasado otras tres y en un mes recuperar el doble de lo que había perdido. Es la única guerra en la que se pierde cuando se gana.

Desesperarme cuando la ropa se va encogiendo poco a poco o mi cuerpo se va ensanchando mucho a mucho, y correr los botones pretendiendo que es la misma talla para ocultar los frutos del pecado de la gula, pecado capital.

Y encima de todo esto, hacerme fuerte ante los consejos no solicitados: unos malvados, otros bien intencionados que al fin de cuentas significan lo mismo: "Gorda... Otra vez estoy gorda..."

Y la rabia... y la impotencia... y la ira... y el desespero.

17

Este libro lo he escrito en dos etapas de mi vida. Una, el día en que me di cuenta de que cuando podía comer todo lo que se me pegara la gana sin engordar, no tenía con qué hacerlo, y que, cuando años después tuve, ya no podía comer lo que quisiera sin pagar el grave costo en libras, kilos, traumas, y sabe Dios qué tanto más. La otra etapa, luego de ser parte del Club de la Salud de mi amiga Cristina Saralegui, alguien que como yo sabe lo que es esta lucha y nunca se da por vencida.

Yo sé lo que es sentarme frente a una barra de pan recién horneada hasta terminarla toda, disfrutando rebanada tras rebanada untada con mantequilla.

Yo sé lo que es la desesperación del remordimiento, y del no parar. Pero también sé lo que es triunfar sobre la derrota. Y quizá la mía sea más dolorosa que la de usted, no por otra cosa sino porque, al fin y al cabo, usted está en su casa y yo tengo frente a mí una cámara de televisión que es el fiscal más despiadado de todos.

Ese cristal mudo ante el cual he peleado a lo largo de 27 años por disimular libras, pero que también ha sido testigo de mi triunfo al perderlas. Ante ese cristal mudo poco puedo hacer.

Quizá porque cuando la imagen instantánea regresa al estudio, a fin de cuentas me muestra a una misma mujer. Gorda o flaca. Yo... Y nadie más que yo.

Y a ésa sí que no le puedo decir: "¡Ay, m'hijita! Ni te preocupes, que nadie te vio".

Que estas páginas sirvan de algo para ayudar a resolver si comer o no comer, y sobre todo cómo comer, es también el dilema de usted.

MARÍA ANTONIETA COLLINS

2. He caído, pero me he vuelto a levantar

Yo no nací gorda; de niña y joven fui flaca, y bien flaca, pero ninguno de ustedes me conoció entonces. Para que me crean tendría que andar con la foto de mis 15 años a cuestas, o llevar a todos lados a la Chata Tubilla de Coatzacoalcos, México, mi amiga de toda la vida. Me río al recordar —y ella es testigo— de que a finales de los 60, siendo adolescentes, mi flacura era tal que tenía que ponerme dos pantalones (uno encima del otro) para poder estar más o menos en línea y ella, que no era gorda, pero sí llenita, tratando de disimular kilos y cachetes (*sorry*, Chata).

Entonces, jamás pudimos imaginar que un día íbamos a sufrir sorpresas opuestas; es decir, que a mí, por gorda, alguien iba a insultarme y a ella el cuerpo la sorprendería: que 30 años y dos hijas después, su maravilloso vestido de novia iba a quedarle flojo, suelto, graaaande. Chata Tubilla es el orgullo de todas sus amigas —y la envidia de sus enemigas— que siempre la verán pulcra, pintada y sobre todo... flaca. "Collins, por Dios, deja de comer", ha sido su sermón de toda la vida cuando se dirige a mí y no estaba errada. Precisamente por gorda fue que en dos ocasiones me han insultado en público.

La primera vez en 1994. En una tienda de ropa de un centro comercial de Miami una mujer se me acercó:

—¿Tú eres María Antonieta Collins?

—Sí, señora, para servirle.

—¡Ay, m'hijita! Déjame decirte que eres una vaca...

Me tomó por sorpresa, pero tuve tiempo de responderle calmadamente.

—Mire usted señora: a mí los kilos se me quitan con dieta, pero usted… Qué pena que haya llegado tarde a la repartición de buenas costumbres.

Gaby Tristán, hoy productora del *Noticiero Univisión* del fin de semana (en aquel entonces, asistente de producción), recuerda cómo llegué llorando aquella tarde a la oficina. Incluso guarda una foto de la ropa que traía aquel día.

La otra gran ofensa fue a principios de 2000. También en Miami, cierta vez que llevé a lavar mi carro a un servicio y uno de los empleados, con quien nunca había cruzado palabra, me gritó sin más, con buen acento cubano:

—O-YE: ¡E-T-AS GO-DA!

Respiré profundo y enfurecida, decidida a no dejarme de otro metiche, volteé hacia el sujeto con mi amplísimo repertorio veracruzano:

—Venga acá grandísimo @#$% ¿Y a usted quién c#@$%^ se lo preguntó? ¡Además de estúpido, es un fresco!

—Collins, nadie me lo preguntó… Pero yo te lo digo otra vez: ¡etás GO-DA!

Salí llorando rumbo a la casa de mi comadre Josefina Melo. Ahí hice dos llamadas. Una, al médico que Josefina me había recomendado y que por coincidencia era el mismo que había tenido un gran logro con Elizabeth Valdés, gerente editorial del noticiero y quien lucía estupenda haciendo esa dieta.

Especial como siempre, al verme llorando, Josefina me acercó una caja de pañuelos desechables: "Dale, comadre, sécate las lágrimas y marca el número para que ahora mismo te den la cita".

Luego de hacer la cita llamé de inmediato al dueño del lavado de carros quien, en medio de mil disculpas ofreció despedir al empleado grosero, pero le pedí que no lo hiciera; a mis ojos, el infeliz ese sólo servía para lavar autos, porque como persona nada le daría calidad; yo prefería que se quedara ahí. Algún día nos volveríamos a ver.

Sin lugar a dudas, ninguno de estos personajes tenía derecho a decirme nada. Ni a mí, ni a nadie, pero hay personas en este mundo que se creen con autorización para insultar a la gente que es diferente, por el color de su piel, su estatura o su peso, porque era obvio que mis kilos de más motivaron esos ataques. Mi cuerpo era su mejor argumento: con un metro 61 centímetros estaba cargando 74 kilos con 200 gramos, o 160 y pico de libras*. Las peores cifras con las que he tocado fondo, tal cual hacen los alcohólicos.

* Una libra equivale a 0.454 kilogramos.

Había caído. Ya no había nada más abajo y para ayudarme a vencerme a mí misma, sólo quedaba yo. Y empezó la tarea de triunfar por encima de mi debilidad. La única ventaja que he tenido en estos años es que nunca, en medio de tremendos atracones de comida, dejé de investigar, buscando hasta el último recurso para saber a dónde acudir exactamente cuando tenga que decir: "Está bien, me rindo, no puedo más. ¿A dónde voy?"

Esta vez el camino fue hacia el doctor Richard Lipman quien, tal y como mis predicciones vaticinaron, me puso en un plan inmediato que iba a dar efecto, siempre y cuando yo lo siguiera: nada de pan, nada de postre, nada de antojitos, nada de frijoles, nada de lentejas; nada de nada. Nada por un buen tiempo.

Un batido de proteínas con 90 calorías en la mañana, almuerzo de lechuga con pollo, carne o pescado, y por la noche otro batido. En el medio, piña, manzana, melón y agua. Con más agua.

Y no cenar, no cenar, no cenar nada ¿Me entendió? Nada.

Qué martirio más grande, porque seguro que usted piensa: "Toda esta gente de la televisión tiene quien le haga las cosas en la casa, al llegar ya está: tiene comida, ropa y casa limpia". Discúlpeme, pero conmigo se equivocó: y dicho en buen argot cubano... No es fácil. Todo lo contrario, complicado y tortuoso. En especial porque, como madre de familia, sigo la tradición que me inculcara Doña Raquel, mi adorada abuela paterna: "Una casa que no tiene la estufa prendida, una casa donde no se cocine y no exista ese olor de comida recién hecha, no puede llamarse casa". (Lo que de paso ahorra un buen dinero, que se puede emplear en otras cosas. ¿Verdad que le suena familiar?)

Entonces, cumpliendo con mi abuelita Raquel y con los recuerdos de mi infancia en Veracruz, todas las tardes, al llegar del colegio, cocinaba para los míos, sin importar cuánto hubiera trabajado. Esta costumbre convirtió la hora de la cena en uno de los momentos de más tentación y desesperación, pero también en uno definitivo para vencerme. Porque era yo contra mí misma, mejor dicho: mi David contra mi Goliat.

Quedaba el otro factor difícil: la familia. Hablé con todos tan seriamente que, cuando comencé a explicarles lo que iba a suceder, temían que estuviera a punto de decirles que me encontraba gravemente enferma. "Por favor, a partir de hoy, cuando me vean, no me ofrezcan nada, no me inviten a comer, entiéndanme bien: soy una adicta a la comida. Si ustedes me ofrecen comida, yo voy a comer porque no puedo parar. No pongan ni pan ni postre frente a mí. Si esta dieta fracasa, con ella puede irse gran parte de lo que hoy hago en la televisión y si ustedes insisten, tendré que dejar de venir hasta que pueda nuevamente comer y para eso tendrá que pasar cuando menos medio año."

A Fabio y otros amigos, como los Cortés Camarillo o los Escandón, con quienes salimos frecuentemente, la petición fue diferente: "Si cenamos, que no sea ni tarde, ni fuerte". Y así fue.

Y comenzó la primera semana con cinco libras menos, y la ropa a holgar un poquito y la parte más *sui generis* de mi familia —con la que más tiempo paso— comenzó a notarlo. Ellos son mis compañeros en el *Noticiero Univisión* del fin de semana, porque esos sábados y domingos interminables nos han convertido en una familia más que sanguínea: Gaby Tristán y Elizabeth Cotte, las productoras; Susy y Orlando, los redactores; Dunia, Fabiola y Sergio Urquidi (mi príncipe consorte, como yo lo llamo). A ellos les debo la primera y más gratificante muestra de solidaridad. A ellos debo también las porras de apoyo, el cariño y la comprensión en esos primeros días de pesadilla al comenzar otra vez a hacer dieta.

Una noche, durante esos días de prueba, cuando faltaba un par de horas para la edición nocturna del noticiero, Sergio debió salir corriendo por un médico porque tuve una baja de azúcar terrible. O Patsy Loris, una de las productoras ejecutivas (que también tiene que ver en las historias de dieta que cuento más adelante) escuchando a Elizabeth Cotte: "No creo que Mac pueda hacer la edición nocturna, ya estaba muy mal desde el primer noticiero". O a Patsy: "No veo bien a Mac hoy..."

He sabido de las miradas de preocupación de Gaby Tristán, cuando en los monitores del *Control Room* me sabe mareada o cuando, ya al aire, no podía terminar de leer una frase sin atropellarme porque me faltaba saliva por las pastillas para suprimir el hambre.

"¿Mac: estás bien?"

Y no me queda más que decir: "No te preocupes, que me veo mejor de lo que me siento, pero no va a pasar nada". Y ellas, las productoras, buscando darme más tiempo para evitar el error de lectura por tener que correr... Y todos evitando hablar de comida, mejor dicho, comiendo sólo lo que yo podía comer para que nada "prohibido" se me antojara. Gracias a ellos vencí, o mejor dicho, vencimos juntos las tres primeras semanas. Fue gracias a todos ellos. Todos hicieron algo por mí. Y en estas líneas va el agradecimiento por esa solidaridad que nunca podré pagarles.

Usualmente, cuando cada ocho días nos vemos en el fin de semana, a mi saludo normal, *"Don't fear, Mac is here"*, todos ríen, y muy pronto las risas se acompañan de halagos y de la sorpresa buena, con cariño y verdad: "Mi ponderada señora —como también me llaman— en serio que te ves más flaca".

Había comenzado a levantarme. Y luego a presumir del cambio cada día más notorio.

Pasaron la segunda y la tercera semana (las peores en todas las dietas, porque comienza la etapa de la desesperación). Y después de la tempestad comenzó a llegarme la calma. Dos o tres tallas menos. Y los comentarios positivos. A decir verdad, seguía viéndome mejor de lo que físicamente me sentía, pero eso sí, con el ánimo a mil. Y así, hasta hoy.

Estoy dispuesta a lo que sea y sé que esta vez es la última del "sube y baja". Esta vez perder peso me costó más y más trabajo. Los kilos tienen más años, y mi metabolismo es más lento. Y eso, sin hablar del sacrificio por el esfuerzo. Y se lo dice una como yo, que ha pasado graves cosas en aras de cumplir. He pagado el precio del miedo y del dolor, pero no me importa. No hay satisfacción más grande, aun estando en la peor de las etapas de la gordura, que decir, y cumplirlo: "Ni un día más, hoy comienzo y me voy a levantar de ésta, y a toda esa partida de… (ponga aquí todos los calificativos que quiera y se merezcan). Los que me critican y no me creen capaz de lograrlo, toda esa pila de hijos e hijas del mal dormir pronto se van a tragar sus palabras".

Créame que si se lo propone así será. Éste es un decreto.

Así es que, en pleno proceso de "flacura", tres meses después de lo que ha sido mi último gran intento, decidí volver al mismo sitio de donde a mediados del 2000 salí llorando, directamente hacia el dietista. Es decir, aquel lavado de carros en Miami. Y ahí estaba el descarado que me insultó. No tuve mejor venganza que pararme a esperar mi auto, y ver al que muy "machito" meses antes —por "guapo", como dicen los cubanos—, me agredió; entonces bajó la cabeza y tuvo que tragarse sus insultos porque, tal y como le sentencié meses antes: *a mí todo se me fue con una dieta, pero a él, su falta de respeto y educación, con nada en este mundo.*

3. La gordura mental

Cuántas veces ha vivido usted la misma escena: abrir el maldito clóset y que le caiga encima la ropa. A mí me ha pasado años y años. Desesperada me pongo a revisar con cuidado y lo que encuentro es una especie de tienda de ropa de segunda mano de todas las tallas. Shorts de gorda, pero bien gorda. Y vestidos de noche, de día y de mediodía. Y encima de todos esos trapos, la incapacidad de tomar una decisión. "¡Ay, Dios mío! Estaba en talla 16, pero no los regalo porque... cómo me recuerda aquel verano que fui tan feliz..."

Ropa de medio gorda: "¡Ay! Bueno, aquí ya había adelgazado un poquito, estaba en talla 12-14, mejor aquí lo dejo, es un pecado regalársela a quien no la va a apreciar". ¿Le parece conocida la escena? ¿Verdad que sí? Y es que ni usted ni yo damos el brazo a torcer, y todo ese clóset sólo nos dice algo: no damos esa ropa, porque, en el fondo, más allá de cualquier éxito de dieta... somos unas gordas mentales.

Por eso frente al clóset pensamos: "¡Ay! ¿Y qué pasa si vuelvo a engordar? Ni loca que estuviera para regalar toda esta ropa. Encima de la depresión que me agarre, si vuelvo a engordar tengo que buscar a ver de dónde saco dinero para comprarme otros trapitos que oculten los kilos de más... Soy gorda, pero no tonta. Mejor que ahí se queden, total: quién entra aquí que pueda verlos". Usted y yo somos las que todos los días vivimos esa prueba dentro del clóset, que no se convierte en otra cosa que en un saboteador cotidiano.

Es difícil reconocer: "Sí, soy gorda". Hay a quienes el proceso nos lleva años —otras, menos complicadas, lo reconocen al menos en la intimidad, y con eso llevan mucho de gane—, pero la mayoría debe pagar hasta lo que no tiene para que alguien que vive de nosotros los gordos nos "ayude" a encontrar al monstruo escondido bajo, sabrá Dios qué tantos pretextos: "¡Ay! Si yo soy así porque es de familia".

Total, que luego de buscar y buscar fotos de antepasados que nos justifiquen, nada que los halla una y queda la brutal verdad: soy gorda porque como sin control, y ya.

Yo pasé por todos esos procesos por una simple y sencilla razón: me gusta comer. Disfruto, así sea un plato de frijoles y arroz blanco, o unas cuantas tortillas de maíz con un buen queso de pueblo, cualquier taco callejero, y de ahí en adelante.

Corría 1982 y mi sobrepeso me atormentaba. Era corresponsal del noticiero *24 Horas* de Jacobo Zabludovsky, en California, y ya las libras nuevamente rebosaban en mis cachetes frente a la cámara. Jacobo, un hombre que hasta hoy no sólo es bien vestido, sino delgadísimo, me decía siempre: "Collins, no comas tanto, que lo único que no engorda es el agua".

Obviamente, yo no hacía mucho caso al maestro y mi peso subía sin control. Las constantes devaluaciones del peso mexicano hacían mi salario más y más pequeñito pero, aunque faltaran otras cosas, entre ellas no estuvo la comida. Si no, cuándo me iba a poner tan bien. La excusa que daba entonces, hoy me da risa de la buena: "Yo nunca he sido gorda; son los kilos que gané en el embarazo".

Adriana, la causante del embarazo aquel, ya tenía ocho años, pero para un gordo con pretextos, el tiempo es poco. La situación llegó a ser crítica.

Un buen día, simplemente no pude dar el brinco de la cama al piso que siempre acostumbro al levantarme. El grito que di fue terrible, estaba paralizada. Poco a poco recuperé el movimiento pero el resto de ese día —y varios más— fue aterradoramente doloroso. Pensé que tenía una vértebra desviada o un ataque de fiebre reumática recurrente, ya que la padecí a los 12 años.

Qué fiebre reumática ni qué nada, luego de análisis y médicos y más dolores, el dictamen fue sorprendente: todo era producido por el sobrepeso que mis huesos estaban soportando. La solución era sencilla y urgente: perder cuando menos 30 libras o a los 30 años mi cuerpo iba a iniciar el declive antes de tiempo.

Fue entonces que supe de un nutriólogo que hacía milagros con la gente. O eso decía. El tratamiento, que duraba algunos meses, tenía varias etapas: primero, el reconocimiento psicológico, aunque yo no entendía qué quería decir con eso. Después el diagnóstico, y luego el camino para volver a ser flaca. Los honorarios eran 200 dólares por semana y del paciente dependía la duración del tratamiento.

Luego de pagar los primeros 200 dólares, me inicié en un sofisticado y jamás imaginado submundo de dietas. El lugar de la primera consulta me sonó tan loco como la misma apariencia de Richard Smith, el nutriólogo. Comenzaría el viaje contra la báscula en medio de un grupo de 40 personas que tendría que reunirse puntualmente a las 11 de la mañana frente a las puertas de un famoso supermercado. Había que llevar ropa cómoda, como si fuéramos a una excursión. Y eso era. De pronto, apareció Richard armado con un megáfono y una banderita para escoltarnos cual turistas visitando un museo. Todos nos mirábamos extrañados sin saber qué hacer.

A la primera orden, comenzamos a seguirlo entre las hileras de comida, los empleados y los clientes, quienes nos veían como a un grupo de bien comidos extraterrestres recién llegados al planeta.

El ejercicio psicológico era sencillo: había que recorrer hilera por hilera respirando profundamente junto a aquellas interminables filas de alimentos. Según Richard, así es como identificaríamos los problemas.

Y ahí estaba yo, apurada como ningún otro, por hallar cualquier cosa que me hiciera adelgazar sin tener que gastar tanto. Pasaron las dos primeras semanas, y nada. A mediados de la tercera, y luego de innumerables recorridos por supermercados de todo tipo en San Diego (empujando a mis compañeros para poder ponerme adelante, bien pegada a los estantes de la comida, para poder aspirar el aroma de la gordura), de pronto comencé a sentir un alivio a la tensión. Era como si me hubieran dado un calmante para los nervios cuando estaba frente a la hilera de las pastas, y lo mismo me pasó donde los dulces, panes y chocolates.

Bien he dicho que soy gorda pero no tonta, así que mi cuerpo no cayó en ningún truco y no dio señales de bienestar ni en la zona de vegetales congelados ni mucho menos en la de enlatados.

Agotada, hablé con el tal Richard:

—Ok, si el asunto es que me siento mejor entre la comida que en cualquier otra parte del mundo, y es por eso que como sin parar, está bien. Si el asunto es "encontrarse" ya me hallé. Pero mi bolsillo no aguanta más excursiones, así que muchas gracias y me voy.

Richard que me miraba sorprendido, hizo sonar aquel megáfono:

—Atención, atención.

"Madre mía, a ver ahora qué hace este loco..." Muerta de la pena —cómo sería la escena para que a mí me provocara pena— oí como, en medio de aquel supermercado de coreanos, se puso a gritar a voz en cuello que yo había sido la primera en lograr el objetivo. Alumnos y clientes comenzaron a aplaudir a lo idiota, y yo sin saber a dónde meterme.

"Estás lista para la segunda etapa que comenzaremos la próxima semana en la consulta." Eso me dio un poco de calma porque sonaba más normal.

Llegó el día de la segunda etapa y la cita era en su casa. El personaje aquel vivía en un lugar que hasta el día de hoy no logro describir de ninguna forma. Había acondicionado un cuarto que le servía de consultorio-aula-farmacia-sala de espera. Pero el resto del sitio era como un bazar de aparatos descompuestos, amontonados por todas partes, en su mayoría radios de onda corta. Tiempo después me enteré de que los reparaba para venderlos cuando los gordos no acudían en masa a su consulta pues de cualquier manera él tenía que pagar sus *bills*.*

Temerosa de que pasara cualquier cosa, me di cuenta de que estábamos solos. Perdí el miedo al ver que uno a uno y con cara de bobos, examinando el lugar con extrañeza, iban llegando todos los "alumnos" de la excursión supermercadesca y que, al igual que yo, se habían rebelado antes de que siguieran más semanas de a 200 dólares por excursión.

Esta etapa tenía el mismo precio, pero al menos fue de resultados más concretos: comenzaría a trabajar individualmente con el patrón alimenticio.

En mi caso, cero tortillas de maíz o de harina, ni frijoles, arroz o quesadillas y, para comenzar, dos semanas de estricto ayuno desintoxicante.

No sabía si salir corriendo o ponerme a llorar. ¿Que haría una mexicana sin comer tortillas de maíz, frijoles y arroz? Era simplemente el infierno.

"*Please*, Richard, que los hispanos no somos como ustedes los anglos. ¡Genéticamente tenemos el patrón del carbohidrato! Ninguna de mis suplicas surtieron efecto. Mucho menos pudieron cambiar su esquema loco de comer durante dos semanas cuatro veces al día: ocho onzas de jugo de manzana con media taza de polvo de proteína y más o menos unas 30 pastillas de todo tipo de vitaminas, que aprendí a tragar maravillosamente de un solo golpe. Por supuesto, luego de 15 días casi a "pura agua", cuando me autorizó la comida, me pareció el menú de una reina.

* Cuentas, en inglés.

Para ese entonces estábamos inmersos en lo que —ahora entiendo— también eran sutiles lavados de cerebro. Nos sentíamos, después de todo, como expedicionarios del Himalaya luego de conquistar otra etapa. Richard gustaba de usar el megáfono estilo director de cine para hacerse escuchar, ya que las sesiones eran en grupo, en su horribilísimo jardín lleno de matas escuálidas y sin flores (pero que él usaba como hojas para té). Nos premiaba con sermones y botellas de vitaminas. En apariencia, quería que todos lo entendiéramos bien aunque es posible que tuviera algún problema existencial no resuelto, porque usaba el megáfono para todo.

Una amiga mía a quien se lo presenté (porque Richard era soltero, más bien quedado) me contó que la primera y única ocasión que salió con él, al dejarla en su casa, cuando ella estaba por entrar, Richard fue corriendo a su auto, sacó el megáfono y comenzó a decirle a gritos lo bonita que era. ¡Por demás está contar que ella no aceptó otra salida!

Pero en fin, volviendo a la dieta, al comenzar la tercera etapa Richard puso cara de seriedad y nos aterró con una advertencia que, dada su excéntrica forma, sonaba muy mal: "Ahora les enseñaré a comer 'diferente', esto significa que no siempre será agradable al paladar, pero piensen lo extraordinario que será para su cuerpo porque voy a provocar un estado de *shock* en su metabolismo..."

¡En la "torre" con el loco! Y ahora qué... No sólo mi metabolismo cayó en *shock*. Hasta el día de hoy me siento en *shock* al recordar aquel patrón alimenticio: el desayuno se convirtió en la comida fuerte del día: es decir, bistec de hamburguesa (carne molida sin grasa), ensalada de col (repollo) sólo aderezada con limón y un poco de sal. El almuerzo quedó como almuerzo: lechugas, tomates y un poco de pollo o atún. La cena se volvió desayuno: un pan tostado, de los que no tienen levadura y que por lo tanto pueden saber a rayos, y mi café con leche sin azúcar.

De más está hablar del resultado: salta a la vista en la sección de las fotos. No perdí 30 sino 40 libras. Pero ahora que me veo en retrospectiva comprendo que no era una flaca que luciera sana, más bien parecía una muerta flaca. Finalmente, seis meses después de haber iniciado el plan que según él nos cambiaría la vida para siempre, casi una decena de flacos nos graduamos de la carísima escuela de Richard en San Diego.

Con el tal Richard, a precio de oro, dejé mi obsesión por varias cosas que me han durado hasta hoy, 20 años después. Una de ellas fue mi dosis diaria de refrescos, por lo menos ocho, es decir, más de 1000 calorías sólo en bebidas gaseosas. La dieta aquella pretendió borrarlos de mi mente, pero para desgracia del Richard, no lo logré del todo. Aunque saber cuántas latas de refresco consumo durante los peores periodos de gordura me ayuda a reconocer cuando estoy en la cuerda floja.

El efecto es el mismo cuando estoy controlada y a dieta. Luego de un par de semanas bajo control, no puedo tomar ni un solo refresco; me produce asco y lo dulce me asusta. También aprendí a desterrar el hábito de acompañar todo con tortillas de maíz y por lo menos dos tazas de arroz. Ahora recuerdo mi autocompasión: "Qué va a ser de mí, pobre mexicana sin comer lo mío". Poco a poco me acostumbré, tal como me acostumbré a someter a uno más de mis Goliats. Diario tomaba mi café con cinco o seis cucharadas de azúcar. No creía poder vivir sin ellas y, por supuesto, era imposible imaginar que algún día no sólo iba a beberlo sin azúcar sino, además, a disfrutarlo. Hoy me aterra ver junto a mí a la gente que se sirve cucharadas y cucharadas de azúcar en cada taza. Un día fue tal mi desesperación, que le dije a una señora sentada frente a mí: "Por Dios, no le ponga tanta azúcar al café que le va a hacer daño". Molesta, la mujer volteó a verme: "¿Y usted, la compra o es la dueña del restaurante? ¡Qué le importa lo que yo haga, vieja metiche!"

Tenía razón. Ni me costaba, ni era la dueña del restaurante, así que me callé. Allá ella y su hígado, pues si siguió tomando azúcar como entonces, hoy lo debe tener como un panal de abejas.

Está bien, el tal Richard estaba loco, pero sus locuras me enseñaron lo más importante: no importan las libras de más o de menos que tenga, soy una gorda mental que no ve la comida tan sólo como alimento, sino como placer. Un placer que me dará excusas para todo hasta el día en que me muera.

Aprendí que estar a dieta genera verdadera desesperación algunos días, y que otros, cuando las cosas cambian, son como el propio paraíso que uno construye y luego destruye.

Sin embargo, seis meses después de ese gran sacrificio, mi cuerpo, que no entendió nada, volvió a ser el mismo de antes. De 45 libras que perdí recuperé 30. No supe nada más de Richard, ni regresé para la etapa de mantenimiento. ¡Qué va! Lo único que tenía flaco era el bolsillo.

Así que volví a estar gorda y a escuchar los comentarios a mis espaldas: "¡Ay! La pobre, tan bien que estaba y ya volvió a engordar".

Era obvio: otra vez estaba derrotada. Porque yo, que creí haber conquistado al mundo con aquellas penitencias, nunca puse en práctica lo que hoy sé que es la clave: hay que aprender a decir no a las tentaciones.

Pero decirlo y alejarse de prisa, como lo hacen las tristes muchachas de "la vida alegre", quienes una vez fuera del negocio no vuelven a saludar a sus viejos clientes.

Cuando el zíper del vestido no sube, o cuando no hay talla de ropa que quede bien, hay que grabarse esto con las lágrimas del desespero: *con cada dieta exitosa sólo se gana una batalla, pero nunca la guerra.* Sí, señor.

4. Saber reconocer los signos

En México corría 1985 y el terremoto de septiembre nos había dañado a todos de alguna forma. Yo no fui la excepción. Luego de pérdidas y duelos caí en un estado depresivo difícil de superar y que me costó 30 libras de sobrepeso. La obsesión por la comida nuevamente se había apoderado de mí. Sentía depresión y corría a una panadería por una barra de pan caliente, me sentaba solita, frente a ella, para devorarla toda, bocado a bocado, untada con mantequilla, hasta la última migaja. Hoy sé que en realidad me estaba comiendo a mí misma.

En ningún lugar encontré a nadie que me enseñara a reconocer los signos de que estaba fuera de control. Y no hubo quien me lo advirtiera de forma comprensible, que tampoco creo que exista. Pensar en el loco de Richard y de qué modo se fue por la borda todo lo que sufrí, lejos de ayudarme, me deprimió más. Odiaba hasta la menor insinuación y buscaba, sobre todo, la "dieta maravillosa" que me devolviera a la persona que fui con 30 libras menos.

No sé cómo, pero un día la nueva maravilla llegó a mi vida: un médico ofrecía un revolucionario sistema para introducir un globo por el esófago. Globo, sí, de un látex especial resistente a los jugos gástricos y que haría de nuevo el milagro. Ni tarda ni perezosa estaba en la lista de aquel nuevo profeta antigrasa. Ni tarda ni perezosa estuve en su mesa de operaciones. Hasta el día de hoy no recuerdo el proceso o si sentí dolor. No lo recuerdo. Quizá, con los años y la cantidad de aventuras que he pasado por los kilos, algunas de éstas —a pesar de lo truculentas que suenan—, las he borrado de mi mente... O casi.

Lo que no olvido, es que tirada ahí, en medio de aquel procedimiento, tal vez medio anestesiada, me interesó sobremanera ver cómo, por el aparato de rayos x, descendía por mi tráquea aquella cánula que introdujo el globito inflado desde el exterior.

El médico me explicó que el globo haría las veces de flotador, tal y como sucede en los tanques de agua de los inodoros. Siguiendo la dieta líquida que me recetó, el cerebro daría la orden de parar de comer debido a la sensación de saciedad en el estómago, que sin lugar a dudas sería una sensación artificial. De esa forma, con una dieta de proteínas líquidas tomadas con jugo de manzana (y dale con los locos, sus dietas y el jugo de manzana), luego de tres meses, sería flaca otra vez. Pues manos a la obra.

Luego de los seis vasos diarios de aquella pestilencia en que se convertía el jugo de manzana con los polvos, mi peso bajó y bajó. En dos meses, sin probar alimento sólido, otra vez mi figura volvió a ser delgada.

La figura, dije bien... ¿Y dónde estaba el cerebro? ¡Ah! De ése nadie se ocupa.

Ahí estuvo el detalle.

Con sólo dos meses de aquella penitencia, el médico decidió que estaba lista para retirarme aquel balón del estómago. La cita fue en punto del mediodía. En menos de media hora estaba lista para otra batalla; el globo fuera y la vida por delante. "Qué mejor manera de festejarlo, Collins, que en un McDonald's." Lo que sucedió después me ha hecho recordar aquel menú hasta el día de hoy: una Big Mac y una malteada de fresa.

De la consulta en San Diego me fui rápidamente a una entrevista que tendría en Tijuana. Apenas crucé la línea fronteriza cuando los dolores de estómago fueron tales que creí que me estaba muriendo. En verdad.

Sufrí un colapso estomacal que pudo tener consecuencias funestas de no haber recibido atención médica al momento. Aunque me habían dicho que no comiera pesado, nadie me advirtió lo que realmente sucedería. No hay estómago que resista alimento sólido como el que comí luego de vivir restringido sólo con líquidos durante un par de meses. A principios de 2001, haciendo un reportaje sobre las gastroplastias, es decir, la cirugía correctiva del intestino y del estómago para adelgazar, escuché aterrada cómo fue que una pequeña ración de alimento que comió uno de los pacientes, desobedeciendo órdenes del doctor, le provocó una úlcera instantánea que lo hizo pensar que moriría. Me vino a la memoria aquel horrible día en Tijuana y lo que pudo pasarme.

Del médico "coloca-globos-estomacales" no volví a saber nada. Luego de un par de meses había desaparecido de la zona. Hoy sé que el procedimiento no estaba aprobado y que, como conejillo de Indias, me presté para algo que sólo era un paliativo, y un fracaso más.

Tardé años en lograr reconocer los síntomas del descontrol, pero eso no significa que sepa cuándo parar. Ése es otro cantar. El sentimiento de desespero por no poder hacerlo y la necesidad de seguir comiendo es igual a la que siente un alcohólico o un adicto a las drogas. La única diferencia es que en lugar de afectar a los otros con esos accesos obsesivos, a la única persona que dañamos es uno mismo.

Un día, Georgina Gayor, mamá de un compañero, y quien hace los merenguitos más deliciosos de este mundo, me llevó hasta la redacción una cesta que traería quizá unos 100. Uno a uno, me fui comiendo aquellos merengues hasta contar 70. Con desgano tuve que convidarle a mis compañeros, que aceptaron de inmediato al verlos tan apetitosos. De reojo, veía cuántos quedaban. Unas veces, abiertamente tomaba tres o cuatro, otras, esperaba que los demás se distrajeran y los devoraba sin considerar los que comieran ellos.

Supongo que usted imaginará lo que esto me provocó. Los merenguitos, que son simples claras de huevo batidas con azúcar y sólo azúcar, me produjeron una ingestión tal de dulce que una hora después estaba en medio de una crisis similar a la que produce el cuerpo cuando, en una prueba de resistencia a la insulina, se tiene que ingerir un líquido preparado tan sólo con endulzante.

Comencé a temblar, a tener sed y a sentir una angustia y desesperación tales que pensé en la posibilidad de sufrir un ataque cardíaco por lo acelerado de los latidos de mi corazón. Le hablé a un amigo médico, él me explicó que estaba pasando por una crisis de azúcar y que debía beber toda el agua que pudiera para que mi cuerpo limpiara el sistema y, por supuesto, "ni un solo merenguito más".

Fue el típico ejemplo del descontrol. Al comerlos sabía que se me estaba "pasando la mano", pero no pude parar.

El porqué y los signos los descubrí relativamente hace poco. Recordando la sensación de angustia y temblorina que me produjo el azúcar de los merenguitos; o la desesperación por comer más pan caliente, como en la época de la tristeza en 1985; o la necesidad de un refresco y otro. La forma de identificarlos ni es nueva, ni es mía. La escuché un día en una plática de Alcohólicos Anónimos mientras hacía un reportaje: quienes sufrimos por comida, alcohol o droga, no podemos parar después del primer bocado de algo prohibido porque, simplemente, no contamos con el mecanismo que tienen todos los demás para relacionarnos de manera sana —en nuestro caso— con ese alimento en particular.

Por eso hay que estar alerta con los otros sentidos que pueden ayudarnos a tener presente el origen de una crisis, recordar esos momentos terribles y evitar volver a vivirlos. Por ejemplo, cuando el intestino comienza a saturarse de harinas y azúcares, la bacteria conocida como *Candida Albicanis* (levadura) crece en forma desproporcionada y demanda más harinas y azúcares, lo que estimula la producción de insulina y ocasiona una imperiosa necesidad de comer dulces. A la primera sensación de querer más y más postres, pasteles o dulces, no coma uno solo. Inicie una dieta de desintoxicación; puede ser una recetada por el médico o quizá podría servirle alguna de las que encontrará aquí y que he utilizado para librarme de esos "agentes provocadores" de las crisis.

Pero siempre tenga en cuenta que la solución vendrá después de analizar con cuidado las sensaciones que recuerda, aun las más lejanas. Y es que las cosas comienzan sutilmente, cuando menos lo imaginamos.

El único antecedente que viene a mi memoria de lo que ahora sé eran inicios del descontrol obsesivo, es cuando, siendo niña, muy a menudo comía y comía cualquier alimento o golosina que me gustara. Pero comía tanto que terminaba no sólo harta y sintiendo repulsión, sino enferma del estómago y con unos vómitos incontenibles. "Ya se empachó la niña", decía preocupada mi abuelita.

Evoco al menos tres historias de "empacho" severo: los tamales (que incluso evité oler durante muchísimos años). Tras hastiarme de ellos, comiendo todos los que podía en cualquier fiesta para niños. El dulce de zapote negro, tan rico que lo hacía mi abuelita con naranja y vermut, me llevó a un doméstico robo infantil. Y los tejocotes, por los que sufrí la más severa de las indigestiones. Más de 30 años estuve sin acercarme siquiera a un tejocote, una fruta que no tiene nombre en inglés, que sólo se da en México durante el invierno y que en almíbar se transforma en una jalea empalagosa y seductora.

Tal y como me sucedió con los merenguitos (me reí íntimamente por la forma en que gocé atragantándomelos sin que se dieran cuenta en la redacción), cuando niña, para "empacarme" el dulce de tejocotes y el de zapote las cosas siguieron el mismo patrón. Recuerdo que abrí el refrigerador y me llevé a escondidas el platón del dulce negro para comerlo solita, pero mi hermana Raquel me descubrió en la travesura y forcejeó conmigo para quitármelo porque también ella lo quería. Me le adelanté y eso la enojó más. En la confusión, Raquel se resbaló cayendo con gran estruendo.

Mi abuelita Raquel y mi mamá llegaron presurosas para encontrarse con una escena de comedia: Raquel en el piso llorando a gritos y con la cara cubierta de aquel dulce de zapote negro que le cayó encima: "¡Ay mamá! Ayúdenme que ya me mató el platón de zapote que la Cuqui (yo, para la familia), se robó del refrigeradooooor..."

Y yo, a grito pelado: "¡Auxilio!.. ¡Auxilio! ¡Que ya se murió!" Mi abuelita y mi mamá no pudieron sino reír a carcajadas viéndonos, a mí de unos cinco años y a Raquel de cuatro, tendidas en el piso en medio de aquel charco de dulce negro.

Mi mamá me quiso regañar, pero mi abuelita no la dejó. "Toña, por Dios, que la Cuqui es sólo una niña golosa, pero es tan flaca, que ojalá comiera algo para que engorde algún día, así que no la regañes por favor."

Quizá fue entonces cuando mis obsesiones surgieron. Pero en ese entonces nada fue considerado como un signo de peligro. Nunca.

Luego de cada "empacho", para quitarme los vómitos imparables me purgaban con aceite de ricino y me tenían tres días a líquidos. Hoy, cuando no se llama empacho sino crisis, el remedio en perspectiva es el mismo: una dieta líquida de desintoxicación del sistema. ¿Ve por qué nuestras abuelas siempre tienen razón? Madres y abuelas la han tenido en toda la extensión.

La obsesión de muchos por acabar con todo el plato de comida tiene que ver con aquella típica escena de la infancia: "Tienes que acabarte todo, hasta el último bocado y dejar limpio el plato; mira cuánta gente hay en el mundo que no tiene nada para comer".

Por lo general me atiborraba de comida. Claro, la que no me gustaba o ya no me cabía, terminaba en el estómago de "Chacha", mi perrita, siempre debajo de la mesa en espera de mi generosidad.

Ahora, con los mil y un problemas de la obsesión por la comida, es cuando me doy cuenta que no hemos previsto el futuro como madres y abuelas, porque todas esas sensaciones infantiles duermen en el cerebro como diskette de computadora, esperando que un buen día algo haga click, y ya. Es por eso que simplemente veo y trato de recordar.

Aunque hay de anécdotas a anécdotas, saber reconocer los signos, también tiene que ver con la ropa. Hay gordas a quienes el descontrol nos hace dar las mejores excusas: "Me queda sólo un poquito apretado pero ¡qué va! Todavía entra". Y la verdad es que luce uno como abrigo térmico para calentador de agua.

Por tradición, la ropa es el primer signo visible de descontrol y por tanto lo primero a que debemos prestar atención. Muestra barrigas que convierten a los botones en mortales proyectiles con peligro de atacar a quien tenemos al frente. Faldas y sacos esconden lonjas y grasa. Si lo sabré yo…

Temerosa de que las jefas me "conminaran al orden" en los periodos de negación de la dieta, mi discurso era éste: "¡Ay, no!, no me decido todavía por ningún régimen, yo solita puedo volver al carril".

Al menor signo de engordar comenzaba mi contraataque favorito: me compraba un traje exactamente igual al que ya me habían visto varias veces, pero en talla más grande. Después recorría la redacción enseñándole a todos que había comenzado a perder peso, y cómo aquella ropa me quedaba grande.

Buena idea, ¿verdad? Hasta que me descubrieron. No importa, mientras me creyeron probé que la comida me puso gorda, pero no sin imaginación.

Gorda, pero simpática. ¡Qué caray!

5. Viviendo con el enemigo

Hacia 1987 las dietas comenzaban a sofisticarse. Para variar, una de mis conocidas me dejó con la boca abierta con el "último grito de la moda en dietas". El examen de alergias a los 200 alimentos que se ingieren comúnmente. "¡Santo Dios!", recuerdo haber dicho y salí corriendo a hacer una cita con el mago en ciernes.

El santo varón tenía su consultorio en un salón de clases al lado. Después del tal Richard cualquier cosa era normal. El tratamiento, en apariencia, no tenía complicación: un examen de sangre daría a cada cual la clave para una de las preguntas más comunes que nos hacemos los inmigrantes en Estados Unidos.

—No sé por qué engordé. En mi país yo era flaca (o flaco) y comía pollo, res, puerco sin que pasara nada. En cambio, aquí...

Sucede que "aquí" las cosas son diferentes y pocos hablan de "eso" que tienen los alimentos. Hormonas, antibióticos y sustancias que se suministran a los animales para que produzcan más carne y más dinero. Todo esto se les inyecta y, de acuerdo con las nada erradas teorías naturistas, todo eso lo comemos nosotros.

Algo de razón debe haber porque lo cierto es que en nuestros países nadie engorda por comer lo que crece de manera natural. Osmel Souza, el presidente de Miss Venezuela y artífice de mi cambio exterior, me sugirió evitar los productos lácteos como yogur o leche para bajar más rápido de peso, es la primera recomendación para las concursantes. Con el yogur no tuve problema, pero con la leche —por aquello del calcio en los huesos—

tuve que modificar mis hábitos. Para no dejarla, ahora sólo tomo leche orgánica, lo que significa que las vacas que la produjeron no viven encerradas, pastan libremente y no les inyectan hormonas ni nada más.

Esta teoría no es nueva, la escuché de la cantante Ana Gabriel y en realidad estuvo en mi inconsciente unos cuantos años. En 1995 fui a entrevistarla y al verla tan cambiada y bonita, porque había perdido peso en forma increíble, me confió su secreto:

—María Antonieta, es que no como nada que tenga ojos.

—¿Es decir, ningún animal vivo?

—Así de sencillo.

Aunque en ese momento me pareció una postura severa, los años, las investigaciones y el descubrimiento de lo que nos ha ocultado gran parte de la industria alimenticia, le han dado a la teoría de Ana Gabriel la razón, además de otros motivos de salud y humanitarios. La forma terrible en que sacrifica a los animales, sin piedad, hace que liberen en su organismo grandes cantidades de adrenalina, misma que queda entre sus carnes para que después, usted y yo, las comamos tan a gusto, igual que nuestra familia.

Los pollos son punto y aparte.

¿No se ha dado cuenta de que, a diferencia de cualquier país del resto del continente, aquí en Estados Unidos los pollos parecen no tener cuello? Los cuellos no existen si quiere comprarlos.

A ver… Piense bien y verá que tengo razón.

De México hacia abajo, en todos los países el cuello o pescuezo del pollo se utiliza para enriquecer las sopas, pero no intente buscarlo aquí porque no lo encuentra por ninguna parte. Justo en la zona del cuello es donde les inyectan las hormonas para que engorden. En las procesadoras de aves tiran esa parte como medida de prevención para el consumidor, ya que supuestamente está impregnada de las sustancias. Y nosotras sin saberlo. Continuaré con la otra parte del discurso.

El viejo proverbio de nuestras abuelas decía: "¿Quieres saber quién es tu vecina Inés? Vive con ella un mes". El nuevo proverbio de 2000 transforma la frase: "Abre tu refrigerador y te diré quién eres".

Ahí, en esa caja, por lo general blanca y fría, espera el peor enemigo de cualquier régimen dietético. Lo que en realidad guardamos es la esencia de nuestro inconsciente (me salió tan bien la frasecita que hasta me siento filósofa). Pero es verdad. El proceso inicia desde el momento en que estamos en el supermercado. Observe bien su carrito y el de los demás. Es fácil adivinar a dónde van a parar esos botes de helado, pastelitos y panes, toda esa tentación creada por la industria del azúcar para engordarnos.

Sí, es cierto que cualquier proceso de perder peso comienza con una buena limpieza del refrigerador. Alina García (la amiga que ha perdido más de 100 libras y de quien hablo en el capítulo "Por qué las dietas fallan") me contaba con angustia que su mayor tentación es el helado, de tal forma que, si al abrir el refrigerador había helado, sin importar el sabor —incluso el de vainilla, que ella aborrecía— lo devoraba hasta la última gota.

"Yo sabía el daño que me hacía pero no me importaba, era simplemente porque tenía la tentación cerca."

Es por esto que el refrigerador debe quedar limpio de refrescos, helados, panes, pasteles y, en su lugar, aunque no le guste, llenarlo de gelatinas de dieta, té dietético, fruta y agua que siempre esté fresca para que se antoje. Pero también es cierto que una vez establecido lo que será su nuevo régimen alimenticio, va a tener que aprender a ver —y ver bien— para creer. Esto significa leer todas y cada una de las etiquetas de lo que va a llevar a su casa.

Volviendo al famoso examen de las alergias al que me sometí, parece ser que no nos damos cuenta de cómo engordamos porque desconocemos el contenido de los alimentos que ingerimos. En esas letras pequeñitas que muchas veces nos hacen preguntar quién diablos decidió ponerlas ahí tan chiquitas, está la clave. En mi caso, resulté alérgica al aceite de soya, lo que aclaró infinidad de cosas que no entendía. Aprendí a revisar todas las etiquetas —hasta del pan— para encontrar que, escondido entre otros ingredientes, siempre está presente el famoso *soybean oil* o aceite de soya. El médico aquel me explicó que, por ley, la Agencia Federal de Medicinas y Alimentos ordena que la comida lo contenga.

De forma que si usted, como yo, es parte del 80 por ciento de las personas alérgicas al famoso aceite, ya le ahorré los 200 dólares que cuesta hacerse el *test* y ahora sabe que engorda porque come *soybean oil* hasta donde no imagina. Por supuesto, su única solución es, no sólo evitarlo, sino leer y leer etiquetas para encontrar esos enemigos ocultos que están cerca de usted en algún otro lugar.

No tenemos de otra. La industria de la grasa y el azúcar son los grandes negocios del mundo. Cualquier alimento que los contiene sabe más sabroso y ellos lo saben. No caiga entonces en los trucos o, por lo menos, evite caer, ya que a la única persona a quien le costará dinero y libras de más es a usted. Entonces, haga caso de viejos y sencillos consejos como el que recomienda no ir a hacer la compra con el estómago vacío.

Cuando tenemos hambre es cuando más débiles somos. Coma algo y no caiga en tentaciones; por si no lo sabe, la técnica para hacernos gastar comienza desde el mismo momento en que entramos al supermercado. Alinean en forma provocativa sus mejores productos, no importa que no sean lo que queríamos comprar; saben que las mujeres somos capaces —la mayoría— de comprar cualquier cosa envuelta o con buen aspecto aunque después no sepamos qué hacer con eso.

Anote en una lista lo que le hace falta y planee los menús. Si no tiene tiempo, no cocina o no le da la gana hacerlo, entonces vaya y escoja de entre las comidas preparadas congeladas pero, por favor, seleccione las que tienen bajo contenido de grasa. Llene el refrigerador de gelatina con azúcar artificial, con vegetales, no importa si son congelados, pues podrá prepararlos rápidamente en un momento de hambre. No creo mucho en los alimentos *lite,* es decir, con pocas calorías; prefiero el mundo real. Si la mayonesa engorda, entonces la evito durante un tiempo y después sólo utilizo un poco en mis comidas. Reduzco al mínimo la cantidad de lo peligroso, nada más para sentir el sabor; esto es lo que hago con los otros alimentos de riesgo.

Es cuestión de entender que no es sólo la tentación que nos ronda, sino que debemos aprender a vivir con el enemigo, perderle el miedo y darle la vuelta.

Vuelvo ahora a la cantaleta de las hormonas y los antibióticos. Un caldo o sopa de pollo o res hecho con carne regular es un simple concentrado de las sustancias que le inyectaron al animal que está en su guiso y que se va a comer. Al cabo de un tiempo, se alterará el sistema de absorción de las personas que engordan muchas veces sin causa aparente. Quizá la clave sea tener presente que no podemos ser como los focos de los refrigeradores que al cerrar la puerta no se sabe si están prendidos o apagados.

No. Usted debe entender que dentro de esa caja blanca que está en su cocina almacenará lo que la hará triunfar en el más grande esfuerzo de los últimos tiempos: construir su "nueva Yo". Es posible que en este intento le sirva de algo el remedio que me dio un naturista: "Hay que volver a la naturaleza, ya nos ha probado que con ella comenzamos y que no existe nada capaz de sustituirla. Hay que leer bien todas las etiquetas, si encuentra nombres que no puede pronunciar fácilmente, evítelos, eso es procesado. Lo natural es y seguirá siendo sencillo. Está en las cosas que se llaman agua, avena, trigo… Así de simple. Eso sí nutre y no engorda cuando se consume apropiadamente." ¿Qué tal?

6. Un viaje a las entrañas

Estamos sentadas en un restaurante y los ojos se nos van de ver tanta comida ir y venir. Las manos ayudan al cerebro a matar la espera y se deslizan entre la bandeja de pan caliente que nos han puesto enfrente o entre la cestita de *chips*, que no son otra cosa que deliciosos pedazos de tortilla, fritos hasta crujir de lo rico. *Crunch, crunch.*

De pronto, el mesero aparece con ese pedazo de carne exquisitamente cocinada, que aún chisporrotea sobre el plato caliente en donde la pusieron al salir del asador. Al lado, el platón con arroz; más allá, frijolitos humeantes y la papa horneada. "Como que falta algo…" Y pide usted una orden de guacamole, con tortillas, por supuesto.

—Qué rico está, me siento llena, pero dejé un lugarcito para el postre.

Y, como dirían en mi pueblo: "A lo que te truje Chencha".

—¿Qué tiene de postre?

Cualquier cosa es buena, lo que importa es el sabor dulzón. Si es helado, aún mejor.

¿Rico, no?

Richard, el médico loco de San Diego, le habría dado las clases a crédito con tal de salvarla del infierno en que su cuerpo se convertirá sin seguir el ejercicio mental favorito que nos inculcó con una severidad propia de escuela del siglo pasado, es decir, a golpe de regla.

Hay que imaginar todo lo que ordenamos para comer, pero una vez masticado y convertido en esa masa asquerosa que cae al estómago e intestinos, debemos considerar también lo que piensa el pobre estómago en ese momento: "Atención enzimas: alertas, estamos frente a una oleada de grasa y más grasa. Listos los disolventes y convertidores; nada más que llegue la comida la procesamos de inmediato, de ahí para el duodeno y para la gorda, que se va a poner más gorda".

Es una tarea complicada, pero con los años he aprendido a sintetizar con presteza. Sigue pensando el estómago: "¿Por qué no tiene una cámara que le permita ver en lo que se convierte esa carne, la masa de papa, arroz y frijoles que le cuestan tanto dinero?"

Un asunto de fuerza mayor hace que el estómago detenga su digestión filosófica: sin previo aviso, a la manera de un aguacero amazónico, cae a su interior un chorro de líquido caliente, acompañado de más grasa. Los ojos y oídos recogen el sonido exterior, el mesero se acerca a la mesa con más platos: "Señora, como vi que comió tan rápido, de una vez le traje su postre".

Y no esperamos más. Bocado a bocado va para adentro aquella dulzura magnificada por la tecnología alimenticia, que sabe a colores, aromas y texturas irresistibles, como pecado capital. Una cucharada tras otra hasta terminar todo.

El estómago vuelve a sus cavilaciones: "Cuando ella está a gusto siempre hace lo mismo, traga y traga helado aunque, para decir verdad, la veo controlada porque no le ha entrado a ningún postre sólido. Entonces sí que hay que trabajar el doble... Todos a sus puestos que hay mucho quehacer..."

Según el tal Richard, si la tráquea hablara viviríamos aterradas luego de las mil cosas que comemos, entre ellas el helado, por lo que éste se convierte al tocar la lengua. "Al momento de ingresar, ya es un líquido que poco a poco adquiere la temperatura del cuerpo, y de helado no le queda nada porque inmediatamente se convierte en algo caliente. Lo mismo sucede con el resto del menú. De bistec chispeante a grasa macilenta; de arroz, frijoles y guarnición a masa pegajosa."

El pobre estómago sigue trabajando: "Manden todo lo que esta mujer se ha metido hoy en el cuerpo al yeyuno, al duodeno y a donde sea... ¡Qué se j...!"

Usted y yo sabemos a dónde irá. A su carne, y para que lo recuerde bien, a su ropa. En términos científicos que aburren, esto se llama preámbulo de la racionalización. En palabras callejeras: qué comemos y en qué se convierte.

Está bien, a lo mejor usted dice: "¡Ay, no! Yo no me puedo dar el lujo de esas comidotas porque no gano para estar siempre en un restaurante". ¡Sí, como no!

¿Y qué son los negocios de comida rápida a donde va todo el mundo, con o sin dinero? ¿Qué cree que venden ahí? Lo mismo. Tal vez un poco más barato. Tómese un tiempo para ordenar y pida al empleado de la ventanilla o al de la caja que le dé un folleto con la guía nutricional de los alimentos que preparan. Si no lo tienen, desconfíe, por algo será, especialmente cuando la conciencia antigrasa respecto de lo que comemos está por todas partes, cuando menos en apariencia.

Para no engordar, los dietistas aseguran que al menos se debe restringir el consumo de grasa a no más de 30 gramos al día —y me estoy yendo suave, porque es menos— y si piensa en calorías, para bajar de peso la ingestión diaria no debe superar las 1 200.

Como diría mi comadre Talina Fernández: ¿Qué crees? La cosa comienza mal desde el desayuno. Un bísquet del restaurante de los arcos amarillos tiene 15 gramos de grasa. Si la cuenta diaria debe ser de 30, quiere decir que sólo en la primera comida del día se tomó la mitad, imagínese entonces a cuánto ascenderá cuando ese día termine.

Para la comida, en el restaurante de los arcos amarillos las cosas no están tan mal. Cuando menos no son como la otra cadena que anuncia hamburguesas y filetes de pollo a la parrilla. A ésa hay que evitar por la forma cruel y despiadada en que matan a los animalitos que sirven en sus comidas. De acuerdo con un video clandestino tomado por activistas de PETA (Asociación por un Trato Ético a los Animales, por sus siglas en inglés) resulta que esa famosa cadena de flamantes carnes tiene sus propios mataderos o rastros. Ciertos videos transmitidos por la televisión atestiguan la forma en que algunos sádicos que trabajan ahí, torturan, antes de sacrificar, a indefensos pollos, puercos y vacas sin el menor respeto y que, aunque para comer, son seres vivos que sufren un martirio.

Este martirio, de acuerdo con los naturistas y por supuesto con la biología, le va a cobrar a usted la cuenta. El terror y el dolor del animal generan la adrenalina que más tarde comerá, escondida en esa carne bajo una apetitosa presentación, sin saber la falta de caridad que encubre. Esa empresa hace caso omiso de la práctica inhumana y se han rehusado a firmar un acuerdo que, por ejemplo, la cadena McDonald's tiene con la Humane Society* para proveerse éticamente de su materia prima.

* Sociedad protectora de animales.

María Celeste Arrarás, quien no necesita presentaciones, es material-mente una periodista de "primer impacto". Impacta por su físico que tanto le gusta al auditorio y por la nobleza de su defensa a los animalitos. María Celeste aporta más a esta explicación de lo que usted podría imaginar cuando come. "La gente debe entender que debe reducir el consumo de huevo no sólo por la grasa que tiene la yema; hay que reducir el consumo del huevo que se produce en forma masiva en granjas gigantescas por la tortura que padecen las aves desde que nacen. Las crían encerradas por el término total de su corta vida —de menos de un año— en apretadas jaulas que, a medida que aumenta el tamaño del ave, los barrotes se cla-van en sus cuerpos, inutilizándolos. De ahí sólo salen al matadero. La gente debe evitar comer el huevo de estos pobres animales, forzados por la ambición del dinero que tienen los empresarios, a quienes poco impor-tan las atrocidades que cometen con los pollos y de paso con nosotros, que comemos por rebote las hormonas y los antibióticos que les inyectan para que crezcan y tengan más carne y, por consiguiente, produzcan más dinero. Se debe consumir, ya sea huevo o pollo, del producto que diga 'orgánico', lo que significa que se trata de animales criados por gente que también gana dinero, pero no en forma industrial sino humanitaria, de-jándolos pastar o comer libremente y que, también de manera humanita-ria, los convierten en comida. A esas personas las debemos ayudar para disminuir la crueldad hacia los animales que nos alimentan y que no tie-nen voz para defenderse."

María Celeste Arrarás hubiera sido alumna perfecta del tal Richard, quien también nos dio la cuenta de grasa por cada yema de huevo: 5 gramos.

Generalmente, sábado o domingo, de acuerdo con la muy estadouni-dense tradición, usted desayuna en un restaurante donde venden buenos pancakes o waffles, pide dos huevos fritos o revueltos, quizás —todavía peor—, un omelet, que hacen con tres. Haga números, que estos son claritos.

Por los puros huevos tiene 10 o 15 gramos de grasa, sin contar el pan, la mantequilla, el tocino, salchicha o chorizo; su cafezote con leche más los tres pancakes con jarabe o miel. Con un cálculo modesto, ingirió por lo menos 25 gramos: le quedan 5 para el resto del día.

Lo peor es que mientras más carbohidratos y grasa coma, más pronto se metabolizan y volverá el hambre igual de rápido. No me diga que será su única comida del día o que va a usar conscientemente los 5 gramos restan-tes. ¡Por Dios! Cuando menos consumirá entre 45 o 50 y, probablemente, repetirá el patrón alimenticio durante todo el fin de semana. Único resultado: libras y libras extras.

Esta perorata, mitad ecológica mitad dietética, tiene como fin que usted como yo, antes de ordenar la comida piense en todo lo que significa para su organismo el alimento que llevará a la boca. Aun en los peores lugares hay cosas que pueden hacerle menos daño. Recuerde este capítulo y no se queje; está ahorrando el dineral que le pagué con tanto sacrificio al maestro Richard. Al final de cada explicación nos preguntaba invariablemente: "¿Vale la pena comer y engordar así?"

Hoy por hoy, con todo lo que he pasado, mi respuesta es: sí, pero sólo a veces. Porque comer dejándome llevar por las tentaciones suelta la presión de mi olla de vapor, lista para sabotear mi peso. Aunque como así sólo de vez en cuando. Por lo general, visualizo la transformación de los alimentos una vez que pasan la boca y pienso en la vida que he tenido que pasar por esos bocados. Al imaginar tan negro futuro recobro la calma y me digo: "No Collins, no por favor".

7. Ojo, mucho ojo

Neida Sandoval, María Elena Salinas y yo, habíamos llegado a Caracas en 1998 como invitadas al programa de Mayte Delgado, para hablar sobre nuestras vidas. María Elena, por supuesto flaca; Neida, con esa cara maravillosamente larga que, no importa si sube o no de peso, siempre será bendecida con un rostro sin problemas de imagen en la televisión, a diferencia del mío que, todo redondo, me descubre al menor gramo de más. Por si esto fuera poco, en esa época yo estaba gordísima. La apretada agenda de cada una nos dejó el tiempo justo para llegar al programa; al día siguiente dedicaríamos un tiempecito para ir de compras. Tenía que volver ese mismo día a Miami para conducir el noticiero del fin de semana. María Elena sugirió que hiciéramos las compras antes de salir al aeropuerto y nos pareció buena idea.

Después del programa que, dicho sea de paso, nos hizo vivir una gratísima experiencia con Mayte, una persona encantadora y cariñosa, Salinas —como llamo a María Elena—, nos invitó a un restaurante de comida peruana-tailandesa, ahí nos dimos tal atracón, que ni siquiera podíamos ir a dormir.

"No se fijen: mañana nos levantamos tempranito y nos vamos al centro comercial a comprar el derritegrasa que le recomendaron a Patsy."

Pues a darle al diente —me dije— y luego a dormir para que "amarre" el carbohidrato.

Cumplimos lo prometido y salimos rumbo al centro comercial caraqueño, todavía cerrado al público. Ahí, las empleadas y la gente que pasaba, nos miraban como si estuviéramos locas o como si quisieran adivinar alguna promoción desconocida. Al momento en que una empleada abrió la puerta de cristal, poco faltó para que fuera aplastada debido a nuestro impulso, pues como corredoras olímpicas salimos disparadas hacia el anaquel — previamente localizado— de nuestra crema salvadora. La pobre mujer no sabía si éramos clientas o ladronas. Se tranquilizaron cuando nos vieron arrebatándonos, tal y como pasa en las ventas de los almacenes, los botes que prometían la fantástica reducción de pulgadas.

Loris nos había advertido: "Fíjense muy bien en lo que compran porque la crema viene en números del uno al seis. Si compran la número seis nos quemamos todas así que, por lo menos, debe de ser la cuatro".

Neida, María Elena y yo terminamos frente a la caja como participantes de los concursos de Don Francisco: con manos y brazos llenos de aquellos botes "salvadores de la figura". Y a pagar. "No vean el precio —decía María Elena— Patsy dice que funciona y que nos vamos a quitar las bolas de grasa de encima." Al salir soltamos las carcajadas por el papelazo hecho, dando al traste con la promesa de discreción que formulamos.

¿Quiere saber qué pasó con las cremas maravillosas? Nada. Absolutamente nada. Se hicieron viejas en el botiquín de nuestros baños. Ni siquiera las abrimos. Patsy y Gaby Tristán —quienes usaron las cremas durante algún tiempo— no recuerdan haber perdido pulgadas después de unas cuantas embarradas con aquel cataplasma, pero sí varias quemaduras por haberse equivocado al usar el número de crema. Eso es parte de la panacea que nos venden a quienes tenemos la esperanza de perder grasa, pulgadas y libras. No importa cuánto sepa usted. No importa dónde trabaje, no importa qué analítica sea. Nadie se libra de tener en su haber una serie de anécdotas para la posteridad.

Y ¿qué me dice de todo lo que se anuncia en las revistas? ¡Hágame el favor!

Discos compactos que, colocados bajo la almohada, según dice la publicidad, "al dormir envían al inconsciente órdenes mentales" ¿para dejar de comer? Y qué con los anuncios donde una mujer flaca asegura ser la gorda de la fotografía que aparece junto a ella, al tiempo que "nos da el secreto para bajar más rápido de peso sin dieta ni ejercicio extenuante, por un módico precio a cambio de la dotación para un mes". Muchos envían el dinero sin darse cuenta de la realidad. Pero, si observa con detenimiento el anuncio, advertirá que las fotos no corresponden, que son montajes y que sólo es uno más de los incontables fraudes de ese tipo. Basta que caigan algunos incautos para el que está haciendo el negocito. Cuando saben que les están pisando los talones desaparecen de las direcciones y apartados postales donde reciben los pedidos y los cheques. Y nada, le envían cápsulas que no funcionan y usted se queda frustrada, con la sensación de haber sido víctima de un abuso infame.

¡Ahhh…! Y ni hablar de los llamados *infomercials* que, no sé por qué, siempre aparecen en sábado y domingo, cuando uno está cambiando canales porque la programación atractiva ya se acabó o está por comenzar. Esos sí que son una maravilla de lavado de cerebro. Al final marcamos el número ochocientos sabe Dios qué para pedir de inmediato la porquería en turno.

Dígamelo a mí, que he comprado todo tipo de aparatos, que al intentar usarlos como la modelo que lo hacía tan fácil en la televisión y fracasar rotundamente, dan ganas de ir por unas hojas de lechuga para cortarse las venas.

La mercadotecnia ha contratado a modelos, actores y personajes públicos que en raras ocasiones han probado el producto y que, como en el caso de quienes dan su nombre a los perfumes, sólo hacen eso; prestan su nombre sin que esto signifique que avalen los resultados. No digo que sean todos, pero sí una gran mayoría.

Lo mismo pasa con las demostraciones por video de ejercicios para la reducción de abdomen, la cuales son estafas, salvo raras excepciones, entre ellas Rachel, la modelo de *Sábado Gigante*, quien sí hace ejercicio, ha perdido peso y se maquilla bonito. Aparte de ella, a muy pocos les interesa el esfuerzo que hace quien trabaja de sol a sol para comprar tal o cual cosa que haga realidad su sueño de ser flaca. En general, se les considera como los compradores potenciales.

Una paga el pecado de creer en cualquiera. También nos toca esconder del marido el estado de cuenta o vivir cruzando los dedos para que el presupuesto alcance y podamos pagar el remedio que, al final, no servirá para nada. Esto, amén de convertirse —como yo— en la burla favorita de la familia. Intuyo que el sarcasmo ha rebasado los límites de la casa sólo con ver la cara del hombre que entrega cada aparato que ordeno por teléfono. "Oiga Doña, por favor avíseme si va a devolverlo, porque cargar este monstruo es algo que no puedo hacer yo solo".

Ni qué decir de lo que se publica formalmente. Por favor, revise en cualquier librería la cantidad de títulos que ofrecen la maravilla de maravillas. Pero observe bien.

A no ser que compre los libros publicados en España o en América Latina —algo difícil de conseguir aquí, en Estados Unidos— la mayoría son simples traducciones del inglés de dietas que están hechas para anglos y que no funcionan con nosotros. La de Scarsdale, la de Atkins*, para ser sincera, sí han dado resultados, pero hay infinidad de libros que sólo están utilizando ese filón productivo que somos los hispanos, genéticamente dispuestos a engordar. Hay quien llega más lejos y hace gala de audacia excepcional.

Existe una clínica que opera en Miami, en el Southwest**, sobre la calle Flagler, que en su publicidad asegura haber adelgazado a "gente de la televisión". Imagino que cuando les preguntan en privado la referencia, me deben mencionar entre las clientes que han perdido peso con ellos.

En efecto, hace años llegué a aquel lugar. Como ya se anunciaban así, pregunté a quiénes habían tratado. La enfermera que me estaba tomando medidas y pesándome me contestó que a Teresa Rodríguez. Me lo dijo como si fuera un secreto que no debía divulgarse y decidí guardarlo como tal. El médico que me atendió examinó mi expediente y me recetó la medicina. Al segundo día de tomarla me sentí muy mal y suspendí el tratamiento. Fui a la consulta; el doctor no estaba y la enfermera que me recibió dijo que lo sentía mucho, pero que ése era el tratamiento y no había alternativa: lo tomaba o lo dejaba. Y lo dejé. Traducción: adiós dinero.

Tiempo después, coincidiendo con Teresa Rodríguez, saqué a relucir el tema de aquel médico de la calle Flagler***, de Miami, que al parecer le había ayudado con su tratamiento. "¿A mí? No, eso no es cierto. Creo haber ido alguna vez hace años pero no me cayeron bien las pastillas, y no regresé."

Hoy, de vez en cuando leo la publicidad de esa clínica de reducción de peso que sigue anunciándose como el lugar donde adelgazan las "personalidades de la televisión".

Hasta el día de hoy no conozco a nadie que haya inventado la pastilla maravillosa, ni a nadie que sólo con recibir cualquier aparato para ejercicio pueda hacerlo tan fácil como lo prometieron, ni mucho menos que haya logrado resultado alguno. Eso no existe. ¿Ok?

---

*   Atkins, Robert C., y Ruth West Herwood, *La revolución dietética del Dr. Atkins*, Grijalbo, México, 1972, 397 pp.
**   Zona céntrica de la clase media y media alta cubana.
*** Una de las calles hispanas de mayor afluencia.

8. Los buenos, los malos y los feos

Diosito ha sido muy bueno conmigo. Hablando de dietas todavía más, porque, tal y como en las películas de vaqueros, por bajar de peso en mi propia película he pasado por las manos de médicos que literalmente fueron los buenos, los malos y los feos. Gracias a Dios pude llegar a los que resultaron extraordinarios y también por Él es que no he muerto, al menos de rabia, a causa de los estafadores.

Por pudor, pocas hablamos del tema aunque, en mayor o menor escala, alguna vez nos hemos topado con un individuo de éstos. Y no crea que nosotras, las reporteras de televisión, a pesar de ser personas públicas, fácilmente identificables para quien anda haciendo algo mal, escapamos de sus redes.

Para ser más clara, le diré que la animadora mexicana de televisión, Talina Fernández, conocida también en Estados Unidos por sus programas como ¿Qué crees?, es uno de esos seres privilegiados que por alguna razón la vida nos presta en un momento y que le hacen recordar historias fuera de lo común, tanto como lo es ella misma. Cuando en 1974 llegué a la ciudad de México de Coatzacoalcos, Veracruz, para trabajar en la Vicepresidencia de Noticias de Televisa, ella fue la primera persona que conocí en aquella redacción incolora y desconocida, pero que adorábamos. Ahí estaba ella, bellísima, simpatiquísima, haciendo reír a carcajadas con sus ocurrencias y con el mismo gran corazón por el que todo el mundo la conoce hasta hoy. La nuestra fue amistad de inmediato, sellada años después junto a su marido Alejandro Carrillo Castro, al ser los padrinos de bautizo de mi hija Adrianna.

Quienes fuimos reporteras de Televisa a partir de los años 70, gozamos de las anécdotas de Talina Fernández, siempre al tanto de la última innovación en dietas o belleza, que de inmediato ella misma ponía en práctica.

"Niñas, mis reinas, escuchen bien, que tengo algo increíble para perder peso." Su sola palabra nos hacía correr para escuchar la explicación de nuestra gurú favorita, siempre con algo fuera de lo común. "Mi mamá, doña Catush, que con todos los años del mundo siempre es bellísima, anda de novia de un policía que es motociclista y que está guapísimo; ella se ha puesto a dieta con un médico que tiene un método revolucionario."

Salimos apresuradamente a la consulta de aquel señor que nos confió la clave de su investigación. "Deberán seguir mi plan al pie de la letra: deben comer panes, pasteles, postres, tazas de chocolate con leche. Todos estos alimentos liberan una parte del cerebro que ha estado tradicionalmente reprimida por las dietas a que se han sometido. De tal suerte, que al recuperar el sabor que tienen registrado en el inconsciente, el cerebro, que ha estado atrofiado por la represión, dará la orden de bajar de peso."

¿Entendió algo? Por supuesto que no y nosotras tampoco. Pero salimos felices a darnos grandes atracones de comida.

"Éste sí sabe lo que hace", nos repetíamos, aunque en el fondo me llamaba la atención la complicada explicación sobre "el cerebro atrofiado por la represión alimenticia", etcétera. A las dos semanas de aquel "régimen", más gordas y confundidas fuimos a la que sería nuestra primera cita, pero el médico en cuestión había desaparecido.

Talina sentenció: "Mire comadre, la verdad es que tenemos atrofiado el cerebro no por la gordura, sino por creer en esa pila de estupideces. Ahora, como en la redacción las miradas están sobre nosotras, tenemos que salir de la mejor manera. Recuerde comadre, somos gordas pero dignas, así que nos callamos y hacemos de cuenta que aquí no ha pasado nada".

Hoy rompo el silencio porque esta anécdota es como documento secreto del gobierno estadounidense que con los años se desclasifica y se hace público. Sé que aunque han transcurrido más de 25 años, Talina ha vivido mil y un pasajes más que ya no pudimos compartir porque nos separamos geográficamente. Estoy en Estados Unidos y ella sigue en México, donde sin duda reirá al recordar lo ingenuas que éramos en 1976.

En la escala del bueno, el malo y el feo de los médicos de dietas, el que nos dejó comer pasteles y todo lo que se nos pegó en gana fue de los feos porque, si bien nos engañó y engordamos, no nos hizo daño como otros. Sí, sí y sí. No importan ni los años ni lo que se ha vivido, el hombre está condenado a tropezar con la misma piedra.

Hace unos siete años, un domingo por la mañana, cuando la televisión transmite todos los *infomercials* que puedan imaginarse, ahí estaba uno más esperando atraer gorditas como yo. Un doctor vestido con bata blanca ofreciendo la receta para bajar de peso para "siempre". ¿Qué cosa? Rauda y veloz llamé, y al decir que trabajaba en Univisión, me dieron la cita para el día siguiente a las 10 de la mañana.

El que me recibió, amabilísimo, no era el mismo del anuncio. Me dijo que "el de la tele" era su socio y que él me atendería para agilizar las cosas porque tenían muchos pacientes. "Soy el doctor Fulanito de tal y antes de enviarla a los análisis necesito su historia médica. Desde estado civil, hasta número de seguro social. La seriedad de aquel hombre joven, como la mayoría de los médicos interesados en la ciencia de la nutrición, me dio confianza. Mientras preguntaba cosas que iban de lo íntimo a lo pudoroso, una alarma sonó en mi interior, pero la desactivé rápidamente.

"¿Collins, qué pasa? ¿No ves que es un doctor? A un médico no se le oculta nada."

Le dije todo lo que quiso saber de mi vida, desde el *tilingo-lingo* hasta las veces que iba al baño por la serie de problemas gástricos causados supuestamente por tanta dieta, hágame el canijo favor. Cuando terminó de escribir en el expediente me informó que su socio me atendería en los pasos siguientes. "Con clientes especiales como usted hago excepciones", me dijo. Mejor que no las hubiera hecho.

Me pasó enseguida con una enfermera que me sacó sangre y me dio cita para regresar en una semana cuando los resultados de los análisis estuvieran listos. "Si tiene algún otro problema de salud, llámeme enseguida."

Me echó la sal. Al día siguiente amanecí con una gripe tan terrible que la llamé rápidamente. Me citó en su consultorio donde, a pesar de la fiebre y lo mal que me sentía, todas mis alarmas sonaron a cada paso que daba, tanto, que si hubiera sido alarma doméstica en un segundo hubiera tenido juntos a la policía, a los paramédicos y a los bomberos. Sin hacer caso a mi malestar, el hombre estaba en lo suyo, que era de una audacia temeraria. Me enseñó su oficina adornada con reproducciones de cuadros famosos. "¿Ves esos cuadros que parecen de mentira? Pues son auténticos, los compré en los museos y los tengo aquí escondidos para que no me los roben."

¡Riiiiiing! Sonó mi alarma. Cuál sería mi cara que, a pesar de la fiebre, el tipo aquel se vio a punto de ser descubierto y al instante me llevó a otra sala. Nerviosamente me tomó la presión e intentó ponerme el estetoscopio en el pecho, aunque bruscamente aparté su mano y le pedí que no me tocara. Al ver mi desconfianza abrió un gabinete lleno de vitaminas y me dio dos botes.

—¿Vitamina C y tabletas para suavizar la garganta? Doctor, eso me lo receto yo sola. Si he venido hasta aquí con fiebre, escalofríos y dolor es para que usted me dé una medicina; es fácil adivinar que tengo un virus y necesito antibióticos. Deme la receta para surtirla.

—Ése es el problema, mi amiga. No le puedo recetar nada. Por una mala mujer y un pésimo divorcio ahora tengo complicaciones con mi licencia profesional y no puedo recetar.

Todo esto me lo decía al tiempo que con el lenguaje corporal me guiaba hacia la salida. En un minuto estuve afuera sin saber qué pasaba, pero con la sensación de sentirme moralmente ultrajada por este individuo que se había presentado como el doctor Fulano de tal. Me fui de ahí directamente a ver a mi amiga, la doctora Mayoral.

Al oír mi relato, Flor me dio una recomendación que cualquiera debe seguir a la menor sospecha de ser atendido por un vivales: llamar a la oficina de licencias profesionales del estado donde vive. Yo llamé a Tallahasee, capital de la Florida y cuál sería mi sorpresa al ver que el único profesional bajo el nombre de aquel supuesto redentor de gordas no era un médico, ¡sino un arquitecto y no se trataba de la misma persona! Era un homónimo, y ni siquiera vivía en Miami. Como seguramente el "doctorcito" se sintió descubierto y supuso que yo trataría de averiguar la verdad, por más que lo llamé no respondió a ninguno de mis mensajes.

¿Cómo terminó la historia? ¡Ja! Hace unos cuatro años, cubriendo un reportaje para el *Noticiero Univisión* junto a Simon Ehlrich, el camarógrafo con quien entonces trabajaba en el bureau* de Miami, llegamos a una clínica de cataratas que tenía un innovador sistema de rayos láser para tratar a personas de edad avanzada. Mi sorpresa fue mayúscula cuando conocí al dueño: era precisamente aquel pseudodoctor. En público no se presentaba como médico, tal vez sus empleados lo seguían llamando "doctor" como en la otra clínica. El caso es que, con las dietas y sabrá Dios con qué enjuagues más había hecho tanto dinero como para cambiar de giro y de ubicación.

*Corresponsalía de Univisión.

Manejaba un Rolls Royce rojo y en esa oficina tenía un grupo de médicos; ignoro si conocían la calaña de su patrón.

¿Qué hice? Lo traté con descortesía y un desprecio infinito. Tanto, que Simon, quien me conoce bien y sabe de qué forma trato a los entrevistados, detuvo la grabación del reportaje (por supuesto, me aseguré que el individuo no apareciera) y me preguntó qué pasaba. Cuando le conté, Simon estuvo a punto de romperle la cara ahí mismo. Lo detuve recordándole que estábamos en su propiedad y que, como buen sinvergüenza, sabía lo que hacía legalmente. Al finalizar la filmación, el descarado se dirigía hacia mí como si fuéramos amigos de años. Enfurecida, le pedí a Simon que escuchara lo que iba a decir: "Fíjese bien con quién habla. Usted no es médico. Cuando era dueño de aquella clínica para perder peso que se anunciaba por televisión, sabía perfectamente que no podía examinar pacientes. El hecho de que usted sea un fraude con pies, que conozca detalles de mi vida privada y mi historia clínica porque se hizo pasar por doctor no lo autoriza a tutearme. Sabrá Dios a cuántas agencias oficiales de salud, seguros médicos y pacientes habrá engañado; en mi caso, aunque no me recetó nada, violó la intimidad de mi vida personal y eso no se va a quedar así".

Seguramente él sabe que tiene conmigo un boleto a largo plazo. Me cercioré de que no trabajara como doctor con los viejitos; sólo se estaba enriqueciendo con las aseguradoras. Pero yo no olvido. Como no olvido tampoco los casos de la gente que comercializa medicamentos prohibidos; mienten sobre el contenido sin importar las consecuencias. Bernardette Pardo, conocida periodista cubanoamericana de Miami, supo de unas pastillas buenísimas que al parecer traían de Brasil. Supuestamente, era el producto que hacía lucir a las brasileñas espectaculares con las tanguitas de hilo dental. Bernardette prometió investigar de inmediato dónde quedaba la farmacia que las vendía en exclusiva. Pasaron los días y al fin tuve noticias de ella. Se oía agitada pero con su sabrosa manera cubana de narrar toda una epopeya. "Chica, de la que nos hemos salvado. Por fin, hoy di con el lugar donde vendían las pastillas y me fui para allá. Óyeme esto que es de película: al acercarme vi patrullas policiacas alrededor de la cuadra; se estaban llevando presas nada menos que a las encargadas de la farmacia. Las seguían los agentes, que sacaron bolsas y bolsas de pastillas."

Esa noche, en el noticiero del Canal 23, nos enteramos de los detalles. Las famosas pastillas brasileñas en realidad eran poderosas anfetaminas, de acuerdo con el reporte del FBI. ¿Cómo surgió la investigación que culminó con los arrestos? También como de película.

Una joven aspirante a ingresar al FBI fue rechazada por el resultado del análisis *antidoping*, a pesar de haber aprobado los exámenes de aptitud. La mujer lloró, rogó pero nadie le creyó que nunca hubiera probado, ni en sueños, alguna droga ilegal. Se asesoró con un buen abogado. Estaba decidida a tener ese empleo; demandó a la institución y realizó una interesante investigación. En efecto: no consumía drogas, y el único medicamento que había tomado recientemente eran aquellas pastillas de dieta que vendían en la farmacia. Justo eso fue lo que apareció en grandes cantidades en su sangre: ilegales y fuertísimas anfetaminas. El abogado logró que se le concediera exoneración, el público se enteró de esta epopeya y Bernardette y yo nos salvamos. Esa ocasión fue una por otra, que recuerdo con escalofríos.

Alrededor de 1980 se puso de moda en toda América Latina la dieta de proteínas, que surtía efecto más rápido si antes de cada comida se tomaban 20 gotas disueltas en agua de un líquido blanco que sabía un poco a alcohol. Muchísimos médicos siguieron ese patrón. Les preguntaba uno y la respuesta era más o menos la misma: "Es homeopático, son cerezas de *phitolaca*, que aceleran el metabolismo".

Buscamos en el *Diccionario de Especialidades Homeopáticas* y confirmamos que las cerezas de *phitolaca* cumplían esa función. La verdad es que la dieta y aquellas gotas eran buenísimas. Miles de mujeres nos pusimos flacas hasta que me enteré de un caso cercano a mí. La amiga que me recomendó al médico en turno comenzó a padecer terribles dolores de cabeza. Ella había perdido al menos 40 kilos (unas 80 libras). De pronto, tuvo que detener el tratamiento por una descompensación extraña y su cuerpo ganó y rebasó las 80 libras en tiempo récord; de la talla 2-4 (¡extra pequeña!) alcanzó la 16-18, que es su talla actual porque el daño a su organismo, aparentemente, fue irreversible. Decenas de estudios mostraban una severa irregularidad en la glándula tiroides. ¿El culpable?

Todo parece indicar que fue el contenido del frasco plástico con gotas de cereza de *phitolaca*, una composición química basada en yodo para acelerar la pereza de la tiroides, hecho que, por supuesto, miles ignorábamos. Mi amiga no me autorizó a revelar su nombre, pero si a contar su historia y su gran lección: el hecho de que una persona con aspecto de médico nos recete algo, no significa que sea médico. Desconfíe y vuelva a desconfiar, porque está en su derecho.

Por todo lo anterior, estará de acuerdo conmigo en que pseudomédicos como el que enfrenté personalmente, el de las gotas desconocidas o los que venden medicinas engañando a los pacientes, son los malos de cualquier película.

A propósito, dejé para el final a los buenos de las dietas, porque sí existen; sólo es cuestión de saberlos encontrar.

No tienen que estar en un lujoso consultorio, ni en un renombrado vecindario, aunque eso ayuda a generar confianza. Son seres generosos a quienes siempre les irá bien.

Le voy a hablar de mi caso. En el mundo de los avances dietéticos, 1994 será recordado por ser el año de la aparición del Fen-Fen. No recuerdo otra verdadera revolución nutricional como la que provocó la combinación de la *fentermina* y la *fenfluramina*. Gracias a esas medicinas conocí a una gran profesional: la doctora Ivonne Torre-Coya, de Miami. Experta en nutrición, a la doctora Torre-Coya la respalda la experiencia de haber tratado varios cientos de pacientes en su consulta de muchos años. A mí me hizo bajar de peso notablemente; durante cerca de dos años perdí casi 40 libras y gané una figura estupenda. Estoy segura de que hubiera seguido así de no ser porque el Fen-Fen comenzó a mostrar efectos secundarios y lo retiraron del mercado en medio de un escándalo relacionado con la muerte de unas cuantas pacientes a quienes el medicamento, al parecer, les provocó anormalidades en las válvulas del corazón y en los pulmones.

Poco a poco los detalles revelaron también un escalofriante dato: el Fen-Fen podía ser recetado por cualquier médico. Precisamente, a una de las difuntas se lo había mandado su oftalmólogo. Ésta es mi gran diferencia; cuando amistades y familiares —preocupados por mi salud, ya que nunca oculté que tomaba el Fen-Fen—, me hablaban del problema, mi respuesta era sencilla: yo estaba en manos de una profesional que conocía a la perfección mi caso, la prescripción era la adecuada y, además, confiaba en ella.

Toco madera por supersticiosa, pero hasta el día de hoy no he tenido ninguna reacción relacionada con Fen-Fen. Como todo en la vida, la etapa de mi dieta con la doctora Torre-Coya terminó, pero no así mi eterno agradecimiento a ella y a su equipo, incluida la doctora María Luisa Argüelles, personas con quienes conté incondicionalmente.

Al pasar de los años y las aventuras gastronómicas, volví a engordar hasta llegar a la consulta del doctor Richard Lipman, otro de los investigadores en el área que de verdad lucha por aportar algo para resolver el enigma de por qué engordamos. Richard Lipman es un profesional que investiga y experimenta consigo mismo desde las medicinas hasta las comidas que receta a los pacientes. Constantemente busca en los supermercados productos para hacer nuestra dieta menos rígida; productos que prueba y aprueba.

¿Quiere saber cómo encontrar un médico así? Abra bien los ojos. Observe y pregunte. Un buen dietista debe tener tiempo practicando la especialidad. Su consultorio, sin que sea lujoso, debe estar lleno de pacientes. Que no sea materialista es importante. Por ejemplo, en el caso de la doctora Torre-Coya, a pesar de haber recibido ofertas para multiplicar su sistema por todo Miami, abriendo consultorios en las principales zonas de la ciudad, prefirió seguir desde hace más de una década, como diría la canción de Juan Gabriel: "En el mismo lugar y con la misma gente". Su personal es casi el mismo y, lo más interesante, un gran número de sus antiguos pacientes regresan a verla constantemente. Médicos como ellos existen en todas partes, incluso ahí, donde usted vive, sólo tiene que bucarlos y prestar atención en los detalles. Gente como ellos son los "buenos" de esta película de sacrificio que debemos vivir quienes dependemos de la báscula. ¿O no?

9. ¿Por qué fallan las dietas?

Ya le narré las locuras de Richard, el excéntrico nutriólogo de San Diego. También las peripecias del médico "inserta-globos-quita–kilos"; dos entre las innumerables dietas que llegaron y se fueron tan rápido como un merengue a la salida de la escuela. Decenas de veces me senté frente al espejo, furiosa conmigo misma luego de haber roto tres y hasta cuatro pares de pantimedias al momento de intentar ponérmelas. Decenas de veces tuve tan hinchadas las manos que sólo podía quitarme los anillos con jabón. En esas ocasiones me he preguntado por qué fallan las dietas, ¿por qué?

La respuesta es sencilla: no fallan las dietas, fallamos nosotros.

Fallan porque no están planeadas para que podamos vivir con ellas; porque no están diseñadas para nosotros, los hispanos. Y porque, en el fondo, los argumentos que hacen válido el sacrificio son pasajeros, como pasajeros serán los kilos que se vayan y regresen.

Cuando comencé a escribir, al revisar el librero que he cargado en las maletas de mi vida, me percaté de que poseo una auténtica biblioteca de lo inimaginable, si de perder peso se trata. Libros sobre las dietas de la luna, del arroz, de la zona, de frutas y granos solamente; la de Scarsdale, la de Atkins... La de sabe Dios qué tantas y tantas cosas más. Una biblioteca de dietas para usar y tirar.

En nuestra desesperación buscamos ayuda donde podemos. En la fila para pagar de los supermercados, por ejemplo, por lo menos hay dos o tres revistas con "La dieta que le derretirá la grasa". Si camina entre los estantes con productos dietéticos de las farmacias, ni se diga: "Quita apetito en forma de turrón". Las promesas van de lo sublime a lo ridículo. Abra revistas poco escrupulosas y se enterará de que hay quien cree que los obesos no tenemos cerebro y se atreve a ofrecer discos compactos para perder peso ¡mientras duerme! ¿Cómo?, según estos comerciantes, que no científicos, poniendo el disco en un aparato que se coloca bajo la almohada y que surte efecto en el "inconsciente" del paciente... Éstos son los anzuelos para el mar de los desesperados; mismo en el que me he ahogado numerosas veces.

En 1980 fue la primera reunión de mi generación del bachillerato en Coatzacoalcos; faltaban tres semanas y simplemente no quería verme como jamón de *delicattessen*. ¡Qué va!, mientras todas las demás, rivalizando con la Chata Tubilla, seguramente harían hasta lo imposible por verse como fideos de flacas, yo estaba gordísima y, en especial, sin tolerancia para escuchar un solo comentario como éste: "¿Vieron lo que son las cosas? La Collins está gorda y la Chata flaca. ¿Cómo ven? No estaba para aquellos dramas cuando apareció en mis manos una dieta líquida que le había dado resultados a una "amiga" del trabajo, quien, ni tarda ni perezosa, me la recetó. Era un suplemento llamado "Meritene" (en México se consigue sin receta médica) y se toma como un batido y nada más.

Comencé a tomarlo. Después de dos semanas de sacrificio controlando un hambre atroz, luego de pesarme y ver que había ganado kilos en lugar de perderlos, empecé a temblar; tenía escalofríos y un dolor de cabeza que me perforaba. Corrí desesperada al refrigerador y engullí todo lo que no pude comer en dos semanas: abandoné el intento.

Analizando el fracaso y la angustia que me causó, recurrí al médico. Así fue como me enteré que había tomado exactamente lo contrario a lo que necesitaba. La supuesta amiga y doctora ignoraba qué era lo que recomendaba y lo que ella misma había tomado. Tanto que, cuando fui a verla para contarle mi experiencia con aquel batido, me dijo: "¿Cuál batido? Si nunca he tomado nada con ese nombre".

No volví a dirigirle la palabra, sin importar cuántas veces me ha tratado de contactar, ahora sí —20 años después— para pedirme perdón y, como le dijo a una amiga en común, decirme que se espantó por los efectos de aquella medicina. Resulta que ella tuvo la misma reacción, lo que no le impidió recetar la "maravillosa medicina". No sé qué es lo que no puedo perdonar: haber mentido a sabiendas de las consecuencias o haber colaborado para que cancelara mi asistencia a la cena de mi generación. No lo sé, pero ya no me interesa analizar nada.

Este es un clásico ejemplo que ilustra por qué las dietas fallan: cualquiera puede recomendarlas, cualquiera se atreve a darlas pero son pocos los autorizados que, además, proveen la metodología para hacerlas surtir efecto.

Analice por qué quiere perder peso y no lo haga nunca, nunca, por lograr el amor de un imposible, por retener a su pareja, por asistir a una boda, 15 años o a un evento súper especial. No lo haga por motivos como estos pues no surtirá efecto a largo plazo.

Si logra adelgazar por razones así, los kilos rebotaran luego de un tiempo porque nuestro cerebro es más inteligente de lo que suponemos. Una pérdida de peso inteligente y duradera no puede basarse sino en la fe —real— en lo que se hace; nunca en el espejismo de un sueño. Si es por retener al imposible y no lo logra, usted misma se está chantajeando. Si es por asistir a un evento, después ¿qué?

Ésa es la pregunta que mi amiga Alina García se ha hecho mil veces, la misma que hace meses finalmente pudo responder.

Alina, que había intentado de todo, al ver a mi "nuevo yo", decidió construir el suyo. Odiaba los consejos piadosos para perder peso, pero nunca objetó la forma en que ambas tratábamos el tema. "En realidad, María Antonieta, nunca me diste consejos que me forzaran a nada, más bien era yo la que me aterrorizaba viendo o escuchando esto o lo otro que intentabas para adelgazar."

Hoy soy yo quien está orgullosa de ella: ha perdido más de 100 libras, y su vida personal dio un giro total. Pero, ojo, el logro no fue por cambiar su vida personal, no. El cambio vino con ella en primer lugar y porque, muy importante, la dieta que inició fue perfectamente planeada, y por esto no me refiero a que el régimen fuera bueno, no, sino que ella fue quien decidió el momento y nadie más.

Me gusta mucho seguir las enseñanzas de Connie Méndez, esa maravillosa mujer que nos dejara el camino de la metafísica al alcance del principiante y que tiene una frase que me hizo recordar a Alina García: "El maestro aparece cuando el alumno está dispuesto a aprender".

Vicepresidenta de un banco en Miami, Alina es una mujer de poco más de 30 años que había completado el proceso de reconstrucción que ella misma narra: "Me preguntaba una y mil veces por qué puedo tener éxito en mi vida profesional y no con mi figura. Al verme en un espejo, éste revelaba que me había dejado al abandono; me había perdido y tenía que encontrarme. Parte de eso fue querer sentirme bien en todos aspectos, no sólo por la apariencia, también por la energía y, sobre todo, para dejar de ser parte de las víctimas en que nos convertimos las mujeres obesas, a quienes se nos priva de muchas cosas sólo por eso, porque somos gordas. Quizá lo que más me ayudó fue saber que tú solita habías logrado todo. Te veía en la televisión y tu cambio era cada vez más notorio.

"El peor día de mi gordura me pesé y supe que había alcanzado 288 libras (132 kilos), la talla 24 me quedaba apretada. Recuerdo haberme visto en el espejo y decirme: ¿En verdad soy yo? Me vino a la memoria lo que te ocurrió en 1999, cuando te quedaste sin el noticiero de la noche y llegaron tantos cambios a tu vida profesional hasta que, por la depresión, engordaste tanto que un buen día dijiste: 'hasta aquí. Los que han gozado con mi desgracia, van a saber quién soy yo'. Eso mismo me repetí, María Antonieta, y me dije 'hasta aquí'. Y así fue. Decidí encontrar un camino correcto. La dieta que tú seguías, el ejercicio y, mentalmente, lo que estaba dispuesta a hacer por mí. Si alguien en realidad quiere bajar de peso, el principal problema que tiene que atacar es encontrar la verdadera razón y entender que la gordura es un problema de por vida, para siempre. Así, la vida que nos llevó al desastre con el cuerpo, tiene que modificarse para que la transformación se convierta en algo permanente, no en una moda temporal. Y quizá —en mi caso— lo más importante: tener en cuenta al espejo. El espejo siempre nos mostrará tal cual somos. Hoy, ese mismo espejo en que me vi perdida, me ha devuelto conmigo misma. Me ha restituido a la persona que quiero ser por todos los días de mi vida, porque soy una Alina García que me hace sentir muy orgullosa y, además, me gusto mucho..."

Hasta aquí su experiencia. Alina, mi amiga, es desde hace un tiempo una mujer que viste talla 12-14 luego de haber llegado a la 24, y ha mantenido por más de un año la pérdida de más de 100 libras.

Cuando terminé de escribir este capítulo llamé a Gaby Tristán para leérselo (es una vieja costumbre que me da resultados buenísimos). Si una amiga que conoce las anécdotas se emociona al leerlas, eso significa que está bien hecho. Gaby aportó más: "Quizá lo más importante de esas experiencias es que son ciertas. Hay en ellas un momento de reflexión que debe existir para hacernos pensar: ¿Por qué me he puesto así? Sin preguntarse eso, y sin tratar de hallar una respuesta, no creo que haya un cambio positivo. Otra cosa también importante es hallar el modelo de persona a seguir. Hay que escoger a alguien que sea del mundo real, porque no es cuestión de pensar en imposibles. Querer ser tan delgada como Cindy Crawford, una modelo que ni es hispana y dista mucho de ser como somos todas nosotras, mujeres que trabajamos para ganarnos diariamente la vida".

Al cabo de todas las experiencias aquí relatadas, que este capítulo le sirva para escoger bien la dieta y la vida que quiere seguir. Y para no fallar, escriba en un papelito, de esos que se pegan por todas partes, llévelo consigo y repita constantemente durante el día:

1. Esto lo hago por mí y por nadie más. Aquí no hay marido, novio ni padres que valgan más que yo.
2. Tengo que verme bien para mí, no por ninguna fiesta a la que vaya asistir.
3. Soy lo más importante.

   Y, finalmente,

4. Soy el espejo en el que me quiero ver bien toda la vida.

   Que así sea, mis amigas, que así sea.

10. Pude haber heredado mejor

Quién fuera Jorge Ramos o Lily Estefan que dan envidia de la buena por lo delgados que son.

Amén de sus otras, muchísimas cualidades como persona, periodista y compañero, Jorge, por lo visto, cuando iba a nacer llegó temprano a donde estaban repartiendo cosas buenas y le tocó otra más que sin lugar a dudas lo hace original: "A mí me cuesta trabajo engordar". Tal y como lo leyó. "Mi problema es que pierdo peso muy fácilmente. Por ejemplo, si estoy de viaje, regreso con cinco o seis libras menos. Entonces tengo que comer y comer para tratar de ganarlas y lo logro, pero con trabajo."

Y Lily Estefan no se queda atrás: "En mi caso, apenas abro los ojos, pienso en comer. A mí no me despierta, como a mucha gente, un buen baño; no, el baño lo dejo para otra hora del día, a mí me levanta el hambre... De inmediato le doy a mi cuerpo un buen desayuno fuerte".

Siga poniéndose morada de la envidia y es inútil que me diga: "Por favor pregúnteles su secreto para ir inmediatamente con el médico que me deje como ellos".

Ni mil dietas le cumplirían el deseo por más que quisiera. ¿Sabe por qué? Ambos nacieron así, maravillosamente flacos. Son el ejemplo de que genéticamente somos lo que heredamos. De padres y abuelos tenemos aquello que nos da hasta dientes iguales a papá o mamá. Si observa sus dientes y ve que ambas mandíbulas son diferentes, sepa que una la heredó de un pariente cercano y la otra, del otro.

Pero en asuntos de obesidad, la lección de la herencia tiene que aplicarse para tomar decisiones reales con el cuerpo que quiera tener. De otra forma, sería como comprarse un par de zapatos bellísimos, pero de un número menor. Es posible que se los pueda poner un día, pero terminará usando los viejos de su talla real. Lo mismo sucede con su cuerpo.

Es probable que el sacrificio de la dieta, el recorte de calorías y grasas, el *shock* a que someta al metabolismo, le hagan perder peso y llegar a la meta, pero después, cuando comience paulatinamente a engordar, no pregunte, que su cuerpo le está respondiendo con esas señales: "Engordé otra vez porque no quepo dentro de ese ideal que quieres ser, porque lo viste en alguna revista o porque alguien te lo recomendó. Tú puedes luchar y mejorar tu figura para seguir así siempre, pero no puedes ser distinta a como tus padres te diseñaron genéticamente".

La clave está en dos palabras que la gente repite como loro, aunque no les da la importancia que tienen. Una es tiroides, la otra, metabolismo. Algo que Lily Estefan aprendió a conocer a la perfección y de lo que me dio cátedra un día mientras la maquillaban para entrar a *El Gordo y la Flaca*, fue: "Chica, la gente no sabe que la tiroides es verdaderamente la que ordena y desordena nuestra vida. Yo aprendí a controlar la mía, o por lo menos a no dejar que domine mi cuerpo. Hago mis tres comidas y pico cosas saludables. Un buen desayuno siempre será la clave porque el metabolismo, a medida que pasa el día, se va haciendo más lento para permitirnos dormir. Si duermes ocho horas, éstas son las mismas que tu cuerpo ha estado en calma y tienes que poner a trabajar a tu sistema; es como si encendieras el auto y la única forma real de hacerlo es permitiéndole que dé la orden de comenzar a utilizar la grasa almacenada como energía y eso sólo se logra comiendo. De otra forma, el metabolismo sigue engañado. Si no comenzamos el día alimentándonos, la tiroides y el metabolismo siguen pensando que a lo mejor estamos tirados al sol en alguna playa y que no hay razón para enviar órdenes de proveer energía para gastar".

El problema del sobrepeso se explica en lo que Lily cuenta, pero abre también la posibilidad real de que sepamos qué hacer. Saberlo e investigarlo le tomó años a Víctor Hugo Saavedra. Él, antes corresponsal del *Noticiero Univisión* en Chicago, y actual corresponsal en *Aquí y Ahora* (sí, por supuesto, yo siempre llevo agua a mi molino) es un muchacho que siempre se mantiene en forma sin importar qué hacen los demás. Cuando llegó de Chicago a Miami la gente decía: "Espera que pase un tiempo y verás donde queda esa bicicleta que usas para venir a Univisión". Y los envidiosos se quedaron con las ganas de verlo fallar.

Cuando menos tres veces por semana sigue llegando en su bici, pedaleando hora y media de ida y de regreso a su casa. Lo que a todas en *Aquí y Ahora* nos interesaba saber era, además, por qué entraba diario con esas señales a la oficina como si viniera del mercado, cargando bolsas de plástico. No era como si viniera del mercado, ¡VENÍA DEL MERCADO!

"Yo sigo la llamada 'antidieta' y verdaderamente la sigo al pie de la letra, es decir: desde que me levanto hasta el mediodía no como otra cosa que no sea fruta. Y es que la teoría de ese régimen tiene sentido para mí. Te dice que el organismo tiene que eliminar, comer y absorber; con base en eso, para eliminar la última comida del día anterior y comenzar bien el día, es que inicio con frutas, lo que me limpia el sistema y ya me acostumbré. Empiezo con frutas suaves y luego añado las que tienen otras texturas y cualidades, algo que la gente tiene que aprender. Después del mediodía estoy listo para comenzar con la comida, pero siempre comida sana y, al mismo tiempo, listo para la eliminación de las toxinas y alimentos. Añado el ejercicio de ir y venir a la oficina en bicicleta, algo que estimula el metabolismo y a la tiroides al máximo."

Y la pregunta de las mujeres de *Aquí y Ahora*: ¿Y las bolsas del supermercado? "¡Ah! Ésas verdaderamente vienen de ahí, de un mercado, porque en el camino a la oficina compro fruta para tenerla cerca de donde me encuentre, de manera que no me doy oportunidad de fallar."

Sábados y domingos, la broma favorita de mi esposo Fabio es, apenas al abrir los ojos decirme: "¿Vamos a desayunar?", burlándose —pero sin malicia— de lo que llama mi obsesión por la comida en cuanto despierto. Luego de escuchar a Lily, me di cuenta de que, haciendo caso a los expertos en nutrición, el desayuno inicia el control del hambre, así que he hecho lo correcto. No hay médico de dietas que no EXIJA, así, con mayúsculas, que nadie se salte alguna de las tres comidas del día y que siempre se desayune. La próxima vez que usted esté a dieta y no quiera desayunar, simplemente recuerde lo que Lily Estefan ha contado sobre su importancia en el proceso de encender el motor del metabolismo.

No le haga trucos a su cuerpo, no van a funcionar y el resultado lo verá en aquellos kilos de más frente a un espejo.

La experiencia de Jorge tiene otra implicación: en nuestros países acostumbramos a desayunar, comer y cenar en forma diferente a como se hace en Estados Unidos, básicamente por los horarios de trabajo en este país.

Muchas veces se desayuna en el carro, mientras arregla su vida, habla por teléfono y, si es mujer, se maquilla. En general, el desayuno procede de la ventanilla de un lugar de comida rápida, junto con la elevada cuenta de grasas y carbohidratos. El almuerzo o lunch, transcurre en el trabajo también, la mayoría de las veces la gente come en su escritorio y directamente de cualquier envase plástico desechable, comprado en un restaurante de comida rápida. ¿Y la cena? Bueno, en casa, con lo que esté a la mano porque el cansancio es tan grande que sólo queda ánimo de hacer lo que muchos: comprar cualquier cosa ya hecha.

En donde usted nació, el desayuno y la comida (o almuerzo) son fuertes y la cena es ligera. Pero eso quedó en el olvido e, inconscientemente, su cuerpo tuvo que cambiar y no pudo hacerlo. Resultado: rebeldía convertida en disposición para seguir comiendo y saboteando la figura.

Jorge, quien además viene de una familia delgada —basta ver a su hermana Lourdes, excelente periodista de la televisión mexicana, réplica física de él— me comentó que nunca cambió sus hábitos de horario: "No pude, no me acostumbraba y son casi 20 años viviendo aquí y comiendo como lo hacía desde que nací en México".

De sus experiencias quedan en claro varias cosas: es importante echar a andar el metabolismo desayunando, comiendo y cenando en forma adecuada. No importa si no vuelve a sus antiguos hábitos y horario para comer, siempre y cuando lo que consuma en sus tres comidas sea correcto. El ejercicio seguirá regulando a la tiroides y a su metabolismo para mantenerlo bien... O lo contrario. Recuerde que cenar fuerte no consiste sólo en meterse un verdadero cañonazo de calorías, sino una carga extra al sistema, que a esa hora se dispone a descansar.

Y, por favor, no intente ser como alguien totalmente distinta a usted. Busque un modelo a seguir que tenga algo en común con usted; nada de querer estar como Cindy Crawford porque eso no se puede. Ella y todas esas modelos nacieron de madres flacas y espigadas; la distribución de la grasa corporal en la gente alta es totalmente distinta a la de nosotros, que somos bajitos.

¿Esto significa que si tengo padres o abuelos gordos y yo heredé, como dicen en el pueblo, ya me amolé y no tengo de otra? No.

Lo que sí es posible y además depende de usted, es mejorar su condición física y, una vez que lo logre, seguir luchando sin bajar la guardia, que la buena figura cuesta y cuesta trabajo.

Somos exactamente lo que hemos heredado y nada más. Un día, mi hermana Raquel y yo, frustradas por nuestra vida de gorditas crónicas, estábamos en medio de esa cantaleta que Raquel repite siempre: "No sé por qué no me funcionó la dieta que a ti te hizo bien". (Por los tremendos atracones de comida que te das, Raquelina, por eso.)

Cierta ocasión, Raquel y yo nos dimos a la tarea de fortalecer la hipótesis de la herencia genética y buscamos entre las fotos familiares. De pronto, Raquel la halló: "Ya está, encontré a quién echarle la culpa genéticamente: es que somos iguales a mi abuelita".

Bueno, parte del problema estaba resuelto. La foto aquella soluciona mis pesadillas del futuro. ¿Cómo llegaré a ser si no me cuido? La respuesta está en aquel pedazo de papel fotográfico y lo demás será continuar a dieta por largo periodo porque, tal y como la abuelita, mientras más años pasen, mayor será la tendencia a engordar.

Luego de semejante hallazgo, esa noche me dormí pensando en eso y soñando que hablaba con doña Raquel en el más allá y, a mi estilo, le reclamaba: "¡Ay, mi viejita adorada!, por qué me heredaste grasa y no un millón de dólares. ¿Por qué?"

11. Las saboteadoras

¡Ay! Cómo tenía ganas de comenzar este capítulo...

No por otra cosa que no fuera desenmascarar a todo ese clan revestido de un halo de bondad, pero no son otra cosa que malvados personajes destinados a romper el más decidido esfuerzo por adelgazar. Vienen como medicina de botica: de todos tamaños y sabores. Nadie, nadie que haya hecho dieta se ha salvado de ellos. Saben acercarse con dulzura extrema. Las únicas excepciones son las amigas que, por años, han probado ser amigas de verdad.

—¡Ay, Fulanita! ¿Tomas todas esas pastillas que mataron a no sé cuánta gente, en no sé dóoooondeeee?

A punto de tragarla, la pastilla se atora en la garganta porque dejamos caer el vaso de agua por el susto de la muerte súbita. Cuando por fin conseguimos pasarlas, al borde de las lágrimas y con tremendo sentimiento de culpa, decimos:

—Sí, éstas son, pero a mí me las recetó un buen médico y me están dando resultado. No te preocupes. (La respuesta produce virulento contraataque.)

—No, no, no, no, no... Fulanita, lo que debes hacer es parar todo eso de inmediato. ¿No te das cuenta? Todas esas medicinas son fatales y el hígado se te va a caer a pedazos, los riñones, ni se diga.

Ahí es donde la mártir de la dieta no puede más y, o deja la dieta para entrarle con más fe y amor a la comida o abandona la escena del ataque, no sin antes imaginarse a sí misma haciendo fila para el trasplante de hígado y riñón. Lo más curioso de todo es que ese desagradable personaje,

75

meses, semanas o días antes de comenzar una dieta, fue un motivo más para tomar la decisión.

"El otro día tuve que pelearme por ti, amiga; las descaradas de Zutanita y Menganita estaban comentando que te veías gorda. Bonita, pero gorda. Eso no me gustó nadita, y las puse en su sitio. Pero, aquí entre nos, con unos kilos de menos te verías súper bien. Con esa cara tan bonita que tienes, en verdad."

Esto no me lo contaron. Yo lo he vivido en carne propia. Y los personajes en cuestión, más que salidos de un programa cómico son seres reales de carne y hueso, con influencia para modificar su vida más allá de lo que usted cree. Por eso les dedico este capítulo, y por eso, si está a dieta o piensa hacerlo, tiene que observar atentamente a su alrededor y no menospreciarlo.

Si son saboteadoras de buena fe, pero inconscientes, que se enteren y enmienden. Si, por el contrario, lo son de corazón, que se vean descubiertas o descubiertos, porque también algunos hombres son saboteadores, y vaya que lo son.

¿Acaso no le es familiar esta plática con novios o maridos? "Mi amorcito, primero estabas gordita, pero ahora que has rebajado tres tallas te quedaste sin atractivo… ¡mira nada más! Te nada la ropa interior… Yo creo que tienes que parar esa dieta."

En palabras claras, su hombre, cubierto por el manto del machismo y los celos que nunca va a reconocer, le quiere decir: "Te ves como nunca y así te ven los otros hombres a tu alrededor. Eso no me gusta". No haga caso. Siga en lo suyo, hasta que el saboteador conyugal deje de molestar o usted haya llegado al peso que desea.

Y ¿qué tal la saboteadora pasada de peso? Ésa es una maravilla para dar consejos que no sigue. Generalmente son amigas cercanas, y ante este personaje hay que tener —y vaya que sí— toneladas de fuerza de voluntad. Mi amiga, la Chata Tubilla, es una experta en mantenerlas a raya. Chata es ejemplo de cómo estar a dieta toda la vida, mientras lleva una activa vida social: todos los días tiene compromisos. Durante años ha sido conocida por llegar, sin pena alguna, o con su refresco de dieta o pidiendo sólo fruta a cualquier reunión. ¿Por qué llega con esto a la mano? Por las saboteadoras sociales, a menudo gorditas, y siempre celosas de quien decide perder peso.

—Come aunque sea un poquito de esto, de lo otro y de aquello; total, un poquito no hace daño. (De nada sirve suplicarles y volver a suplicar.)

—Por favor: no, en verdad que no puedo, sólo vine a verlas porque quería compartir con ustedes un rato, pero eso no tiene que ver nada con comer cosas que me harán romper el régimen.

—¡Ay, no! No me puedes hacer este desprecio. Mira que pasé cocinando todo el día para ustedes. (En ese momento entra en escena el "coro de apoyo".)

—Por Dios, así no puede vivirse la vida. ¿No ves cómo luces? Cuando te vimos llegar pensamos que te habías enfermado de algo; estás flaca, pero no te ves saludable.

Por el mismo rumbo están otros saboteadores peligrosísimos, los familiares. Aquí entra toda la inimaginable gama de buenas mujeres en su inmediato alrededor. Su mamá, su hermana, su tía, la que hace "los mejores postres del mundo", sus cuñadas y… su suegra. "M'hijita, come algo, por Dios, no puedes seguir perdiendo peso. Anda, sólo un poquito nada más."

Y usted, que está con los ojos que se le retuercen de hambre y la saliva llenando su boca a la vista de cualquier suculencia, difícilmente encuentra un argumento que la libre de aquella tentación sin herir… Pero sí los hay.

A los saboteadores hay que saber enfrentarlos aunque, sin lugar a dudas, los más susceptibles al rechazo son los familiares. En mi caso, siempre hablo con ellos claramente y los enfrento a una disyuntiva: o adelgazo o me corren.

¡Ayúdenme, por favor!

No hay que olvidar que los saboteadores son el punto y aparte de cualquier esfuerzo de hacer dieta. Durante el proceso de adelgazamiento gocé de lo lindo amenazando a diestra y siniestra a todo aquel que me trajera cualquier tentación para comer —en verdad y en broma— tanto, que Susana Mickel, nuestra redactora, y Sergio, mi príncipe consorte, no escatimaron tiempo para buscarme la boca. Suzy, ofreciéndome cosas (cuando estaba segura de que mi respuesta sería no) y Sergio, pensando qué hacer para que comiera sin importar el precio. Cierta vez, luego de una ausencia de semanas por problemas médicos que no tuvieron que ver con la dieta sino con agotamiento físico, él me tenía lista una caja de dulces. Cuando me disponía a devolverle "semejante regalito" noté que la caja hacía un ruido extraño; al abrirla me encontré con docenas de dulces, bellísimos ¡pero de cristal de murano! Además, carísimos. No pude sino soltar la carcajada y hacerles una amenaza que en estas líneas cumplo. "Ustedes dos van que vuelan a cambiar de capítulo en el libro; de estar en la página de los

agradecimientos, los estoy viendo ya en el capítulo de los saboteadores."
Pero ellos saben que ésta es la broma que les devuelve su ingenio para
hacerme reír en los peores momentos.

Lo que no es broma, es algo que ocurrió una noche a la salida de
Univisión. Me topé con conocido personaje (no diré si es hombre o mujer)
quien, sorprendido por mi cambio, habló más rápido de lo que pensó:

—¿Cuánto has bajado? Pareces otra.

—Cuarenta y dos libras —respondí.

—Ni te hagas ilusiones, que en menos de un año las vas a recuperar y
te vas a poner igual o peor que antes.

Iba conmigo Gaby Tristán, ya para entonces productora del noticiero
de los fines de semana. Sorprendida calló, preocupada por el efecto psicológico que esto podría causarme. Yo tampoco pude decir nada. A decir
verdad, el poco tacto del personaje me hizo daño, tanto como le haría a
usted. Quiero pensar que no fue por maldad sino porque le faltó el zíper
mental en el cerebro que detiene a la lengua sin control, pero el resultado es
el mismo.

La lección es sencilla y general: no baje la guardia ante nadie, ya que
cualquiera, prácticamente por cualquier razón, puede convertirse en un saboteador. Recuérdelo: puede ser cualquiera. Seguro que usted ya había
pensado todo esto pero le faltaba definir a estos personajes. Ahora, al menos, ya tiene en claro quiénes son. ¿Y luego?

Lo próximo será hacer un conjuro que los desaparezca temporalmente de nuestras vidas o, por lo menos, que lo dejen a uno en paz hasta que
adelgace. Cuando los vea venir hacia usted no les tenga miedo, por el contrario, los saboteadores huyen al que los confronta. Entonces pruebe esto,
dicho —eso sí— de la mejor manera y, sobre todo, luego de haber escuchado pacientemente el sermón: "Sí, Fulanita, sí, Fulanito, sé perfectamente
todas esas consecuencias, pero ¿sabes qué? Si muero en la forma en que
me narras por la dieta, la gente que va a ir a mi entierro seguramente dirá:
'Miren qué flaca está la difuntita', y con eso habré ganado".

Créame que le van a huir como si hubieran visto al hijo pequeño del
Chupacabras. Tan-tán.

12. La "ley del de junto"

Si el capítulo anterior estuvo dedicado a las saboteadoras y saboteadores, éste es para honrar e identificar a todos aquellos miembros de esa máxima no científica, sino populachera, llamada la "ley del de junto". Usted se preguntará ¿Qué es y quiénes son? Son todos aquellos amigos de verdad, compañeros de trabajo que, sin ser amigotes de toda la vida, hacen por uno cosas que se agradecen enormemente.

De ellos hay que rodearse para tener éxito en la dieta. Si tuviera que premiar a quienes a lo largo de los años han sido miembros de mi "ley del de junto" no me alcanzaría para comprar los trofeos.

Permítame presentarle algunas personas para que usted encuentre a alguien así cuando decida cambiar su figura para siempre.

Patsy Loris es una de las fieles representantes. En el *Noticiero Univisión* ocupa el cargo de productora ejecutiva pero, más bien, se encarga de lidiar al toro por los cuernos. Más claro: desde horarios, días de descanso y vacaciones de los presentadores, hasta resolver cualquier problema de computadoras por complicado que sea, materia que conoce muy bien. Tan solemne presentación es sólo para sentar el precedente de que la "ley del de junto" surtirá efecto, siempre que venga de alguien serio y con credibilidad. Así, junto a Patsy, las mujeres del noticiero nos hemos embarcado en unas cuantas aventuras.

Un buen día conoció a un representante de esa dieta que se anuncia así: "Pregúnteme cómo bajar de peso". Patsy llegó muy entusiasmada con el sistema, que era de cosas naturales. El sujeto en cuestión nos hizo tragar toda una pila de pastillas que no nos quitó ningún kilo pero que nos regaló un poco de esperanza. Todas vivimos un gran alivio el día que Patsy dijo: "¡Qué horror! Ni un día más", a limpiar bolsos y carteras de polvos y pastillitas que sólo habían dejado olores raros y recuerdos poco gratos. Y a la próxima dieta.

No recuerdo en qué año, pero ella fue la primera que se enteró de la famosa dieta del té de naranja que Mayte Delgado hiciera tan popular en su programa. Loris, siempre *avant-garde,* llevó la receta a la redacción. Ni tardas ni perezosas todas fuimos esa noche al supermercado, acabamos con la provisión de naranja de la tienda y le entramos duro al té de naranja. Por supuesto, luego de una semana de aquella cosa tan amarga y por el terror de perder el esmalte de los dientes a causa del ácido, abandonamos el intento.

La "ley del de junto" busca siempre el beneficio del que está al lado. Esperamos simplemente a que llegara la siguiente novedad. No tardó. Patsy nos explicó los beneficios de la dieta de Atkins, que tan buenos resultados le había dado a Teresa Rodríguez, aunque nunca he creído que Teresa necesite bajar una sola libra porque tiene una figura estupenda y fuera de cámara es delgadísima. En fin, Teresa y Patsy comenzaron a comer a toda hora chicharrones de puerco, tocinos, carne y todo lo que provocara que el cuerpo bajara eliminando las acetonas; comenzaron a perder peso y a verse súper bien. Éste es el momento culminante de la "ley del de junto", la cre-di-bi-li-dad.

Al verlas tan bien, las demás no nos quedamos atrás y nos convertimos en seguidoras de Atkins hasta que el aburrimiento de los chicharrones y las carnes, así como la nostalgia por los panes y las frutas, nos hicieron abandonar todo, a pesar de vernos bonitas y flacas. El porqué del abandono ya lo supo en el capítulo "Por qué las dietas fallan"; ahora estamos en otra cosa.

A Patsy Loris le debemos unos cuantos intentos más. Siempre creí que me inicié en la dieta de Scarsdale por idea de ella pero, honesta como es, me aclaró el origen con su muy chileno acento: "No, para nada, eso es mérito de María Elena. Ella lo investigó, empezó el régimen y como vi que bajó bastante, la comencé y la traje".

María Elena Salinas es una seguidora de las enseñanzas dietéticas que nos ha traído la maestra Patsy quien, al igual que Teresa Rodríguez, es eternamente flaquísima y no necesita dieta alguna, pero siempre se une a las aventuras cuando ve que surtieron efecto. Total, fuimos a comprar el libro de Scarsdale y comenzamos. Cristina Saralegui y Marcos, su esposo, también la seguían, lo que fue mejor porque la importancia y popularidad de

quien hace una dieta le da veracidad ya que siempre es un apoyo fundamental citar nombres. Cuando supimos que ellos estaban haciéndola, con
más razón la seguimos. "Fíjate si servirá: Fulanita ya está en eso y mira
cómo ha perdido libras."

Scarsdale nos funcionó por unas semanas. Bajamos de peso, pero al
poco tiempo el aburrimiento le ganó a la báscula otra vez. La abandonamos porque comer un alimento específico en un día específico, se convirtió
en una rutina por momentos difícil de seguir. Adiós Scarsdale.

Actualmente, Patsy está en otra etapa más complicada. Tiene año y
medio ejercitándose con un entrenador. Esta vez sólo ha tenido una fiel
seguidora: Gaby Tristán. No me sumé al plan por varias razones: van diario
al gimnasio a la salida del noticiero, después de las 7 de la noche. A esa
hora me resulta imposible y, honestamente, no soy tan valiente como ellas
que, aun cuando tienen un entrenador que las "lleva recio", se cansan a
más no poder y comen nada más lo que él les permite. Siento admiración
pero, qué va, no tengo esa tenacidad.

En mi caso la "ley del de junto" tiene en Flor Mayoral otro exponente
con tremendo impacto emocional y científico. Flor, además de ser dermató-
loga es mi amiga personal. Llegué a Miami el 22 de agosto de 1992, dos
días antes del devastador huracán Andrew. Cuando el huracán paró, al
igual que el resto de mis compañeros, tuve que trabajar en condiciones
terribles, con buena parte de Miami destruido. No sé dónde, pero pesqué
una infección bacterial en la cara que amenazaba seriamente mi trabajo.
Así fue que llegué a su consulta y puedo decir que desde ese primer día nos
convertimos en grandes amigas. A Flor, que por su trabajo siempre sabe
qué es "lo último de lo último", ocasionalmente le he llevado desconocidas
medicinas para que investigue el contenido.

—¿De dónde sacaste esto, Collins?

—De Venezuela. Es una crema que también viene en supositorios y
dicen que adelgaza como nada.

Luego de haber examinado aquel tubo de pasta blanca, Flor encontró
que eran *mucopolisacaridasa*, ¿qué nombrecito, verdad? La cosa aquella
servía para desinflamar los tejidos dañados por las agujas de los sueros
intravenosos. Por supuesto que me embarré aquella cosa, pero qué perder
peso ni qué nada.

El apoyo científico de la doctora Mayoral ha sido de gran importancia
para ayudarme a entender cosas, incluso para salvarme de unas cuantas

desmayadas que he tenido en su presencia. Su serenidad de médico ha hecho que al paso del tiempo recordemos con sonrisas esos episodios.

La "ley del de junto" es más. Como parte importante de la vida tiene sus etapas. Me explico. Así como hay años en que la dieta química es importante, en otros, la "onda natural" rige todo.

"No le entro a eso porque es químico; yo prefiero las cosas naturales." Tan natural como la "amiga" que siempre que yo estaba flaca y ella gorda, me decía que ya había comenzado con algo na-tu-ra-li-to para que no le hiciera daño, aunque la gente no lo notara mucho. Un buen día la sorprendí comiendo tremendo sandwich, como los de Lorenzo y Pepita los personajes de las caricaturas, de ocho pisos de alto. Al verse descubierta, tuvo la caradura de decirme: "¿Ves por qué debes seguir mi dieta? Te permite comer todo esto porque es na-tu-ra-li-to, y no la tuya, de pastillas".

Y yo, como dirían en el béisbol, le mandé la pelota fuera del parque: "No querida, si yo sigo tu 'dieta naturalita' seguro que en la vida bajaba un gramo; comiendo así íbamos a ser dos las que perdiéramos peso sin que la gente lo notara tanto".

Pero el ejemplo de lo que es una dieta natural, en verdad lo conocimos muchas en la redacción gracias a Lourdes Torres, productora de programas especiales del *Noticiero Univisión*. Lourdes tampoco es obesa, quizás estuvo un tiempo ligeramente pasada de peso y, de pronto, nos percatamos de que había adelgazado de manera notable. Lourdes es una creyente de la medicina alternativa y las cosas naturistas así que, por supuesto, la dieta tendría que ir por ahí. No me equivoqué.

Pronto, la legión estaba haciendo cola ante la oficina de la dietista. Las cosas marcharon más o menos bien hasta que luego de dos meses, cuando la conciencia se calma y la excitación por la dieta da paso a la razón, comprendí que la mujer cobraba de lo lindo porque comiéramos como nuestras madres nos enseñaron. Y yo, repitiéndome: "¿Por esto estoy pagando?" Me enseñan a comer con la famosa pirámide, pero comer a lo anglo y no a lo hispano. ¿Resultado? El mismo de siempre. Efecto positivo un tiempo y después como un novio de juventud, bueno y encantador hasta el primer pleito y luego adiós, para siempre, adiós.

Lazz Rodriguez, uno de los mejores maquillistas, el de cabecera de María Elena, Teresa, Mirka, María Celeste, Mercedes Soler y yo, no se quedó atrás y participó con la "ley del de junto". Es el compañero perfecto para una dieta. No desanima y, como diríamos en México, jala parejo aunque tenga miedo. Con Lazz me enrolé al menos en dos dietas de pastillas que él investigó. A mí me funcionaron una sí y la otra no. El que recomienda una dieta es como si la vendiera; nadie le va a hacer caso si es obeso, pero Lazz adelgazó considerablemente y eso le dio crédito al régimen aunque al cabo del tiempo también quedó en el olvido.

No importan los resultados, la "ley del de junto" es algo universal porque, como le he contado, sólo requiere de comadres, amigas, vecinas; gente con buena intención que no sólo sirva de compañía, sino que aporte algo positivo en el momento en que más se necesita. Pero recuerde la regla de oro: para cumplir debidamente deberá venir de una persona noble, con credibilidad, siempre enterada de los detalles, siempre analizando los pros y los contras. De tal forma que cuando la dieta en cuestión falle, ustedes, como nosotras en la redacción del *Noticiero Univisión,* digan:

—¿La dieta número 60 659?

—¡Sí, vamos entrándole! ¿Y por qué no?

13. La pareja: su mejor inversión

Cristina Saralegui dice algo tan grande como el mar: hay que invertir en una pareja. Y es que ella y Marcos Ávila, su esposo, son en realidad socios para la vida y nadie que los conozca tiene duda alguna. Ambos son la simbiosis perfecta, se hablan como amigos y se acompañan desde el principio de su éxito, cada uno como parte del otro. En fechas recientes, la gran obra profesional de sus vidas, Blue Dolphin Studios, la nueva casa de *El Show de Cristina,* es la muestra de que cuando dos seres humanos aprenden a limar asperezas llegan adonde sus sueños les lleven.

Y ahora qué onda con la disertación —dirían los jóvenes—. ¿Acaso cambió la línea del libro y ahora se volvió doctora corazón?

No. Siempre he aprendido a través de los ejemplos y éstos me gustan para entender las dietas. Para una dieta, el teorema de lo que Cristina y Marcos han construido es la base de muchas cosas en la vida. Pensando en ellos es que he clasificado algo fundamental para triunfar en esta lucha: la pareja. Parejas que caen en dos clasificaciones.

Su pareja emocional, sin importar el sexo ni el estado civil, y la pareja que le acompañe en la aventura de adelgazar, que son aquellos unidos a uno, sólo por amistad de la buena.

Hay cartas que he recibido de ustedes que me han roto el corazón, éstas hablan de la pareja emocional. "Mi marido no me quiere, me dice que le doy asco porque estoy gorda desde que nació nuestro hijo. No puedo adelgazar, le pido dinero para poder ir a un médico y me dice que no."

¿Cóoomo? Así como lo escucha.

Ése ya es otro cantar porque es su marido; entre marido y mujer nadie se debe meter, como dicen en mi pueblo. Pero lo relacionado a su cuerpo —ya lo he dicho en otros capítulos— es suyo y de nadie más. Por si fuera poco, no tiene otro. Por eso es importante fijarnos en el vecino cuando nos vamos a la cama por la noche.

Alguna vez en la vida me tuve que esconder para ir a las dietas, para hacerme tratamientos y la respuesta que obtenía cuando preguntaba cómo me veía era la misma: "Te ves igual, nada más estás gastando el dinero a lo tonto".

En otras ocasiones el asunto era más feo: "Ahora sí que tienes la cara tan redonda como una hamburguesa".

¿Le suena familiar, verdad? Dolía y dolía mucho.

Usted y yo hemos sido víctimas de abuso verbal, y quizá no hubiera abierto la boca —porque además da pena— si no hubiera recibido cartas y cartas donde mujeres en la misma situación se sienten culpables porque su gordura provoca la ira y el rechazo de su pareja. ¡Hágame el favor!

Afortunadamente, esas historias son parte del pasado y me sirvieron de guía para escoger a quién quería para compartir mi vida.

Fabio ha sido una gran ayuda en todas las locuras que emprendí para componerme. Tanto es su empeño en que no vuelva a pasar el martirio de engordar y sufrir, que a veces se le va la mano y no me deja comer algo cuando siente que me estoy pasando, pero está bien. Los socios no siempre concuerdan en todo.

Pero hay formas de hacerlo y no todos saben cómo. A lo mejor a usted, que está leyendo estas líneas, le toca ser la pareja que apoye. Ayudar a alguien que sigue dieta no cuesta dinero, cuesta tiempo para escuchar y para aconsejar. Tiempo para hacer juntos el ejercicio siempre tan necesario. Capacidad para sacrificar en los primeros días las salidas a fiestas, cenas y lugares donde la tentación ronda a la pareja. Voluntad de posponer vacaciones razonablemente y, sobre todo por las noches, quizá sólo rozar con su pie el del otro antes de dormir y decirle: "Estoy orgulloso de ti, ya pasó un día más".

Si ésa es una pareja importante, la otra, la pareja de aventuras para adelgazar es alguien a quien nunca se acaba de darle las gracias.

Uno de mis grandes ejemplos es Jerry Johnson, mi compadre-camarógrafo-amigo-hermano. Sabiendo cuánto necesitaba el ejercicio en un grave periodo de gordura, cuando era corresponsal en San Antonio, decidió no dejarme sola. ¿Sabe qué hacía Jerry para que, sin importar el lugar donde anduviéramos trabajando, yo no perdiera la rutina de caminar?

Lea bien. Andábamos mucho en carretera y Jerry me bajaba en un punto, me dejaba ahí, y se adelantaba dos, tres, y luego cuatro millas (claro, las carreteras del sur de Texas, todas en línea recta, eran una pista perfecta) hasta que lo alcanzaba.

Durante la caminata, no faltaba el que se paraba queriendo darme el *ride* y Jerry rápidamente solucionó el problema. Me mandó a hacer una camiseta que decía en la espalda: "Sólo estoy haciendo ejercicio".

Cuando mi ciclo como corresponsal en San Antonio terminó y la cadena me llevó a vivir a Miami, terminaron esos maravillosos entrenamientos de boxeador en víspera de campeonato. Pero en todos estos años jamás me faltó la llamada de Jerry: "No se detenga comadre, que usted sigue siendo mi ídolo". Amigos como ésos son los verdaderos ángeles en esta tierra.

Cada cual a su manera puede ser la pareja de dieta de alguien. En el turno de las presentaciones de los personajes de la redacción del *Noticiero Univisión*, Elizabeth Valdés es la encargada de los agradecimientos. Realmente la empresa le debe la noble tarea —no encomendada— de ponernos a todas en forma. Elizabeth perdió mucho peso y con eso nos motivó a intentarlo de nueva cuenta.

De Elizabeth recibí una muestra invaluable de preocupación por mi salud cuando pasé una etapa delicada —no por la dieta— y ella sospechó que yo tomaba más pastillas.

Hasta el día de hoy es común que me mire a los ojos, preguntándome: "¿No estás aumentando la dosis, o sí? Alguien me dijo que te había visto mareada; espero que no sea por eso".

¿Ve la importancia de alguien que entienda lo que usted le está diciendo? Esto es una especie de compadrazgo.

Como en el caso de los borrachitos que en la ciudad de México van a jurarle a la Virgen de Guadalupe no tomar alcohol un cierto tiempo; no van solos a "jurar", los acompaña un "padrino" que vigilará el cumplimiento de la promesa y luchará por evitar tentaciones. El padrino es fundamental para el éxito y equivale a la pareja de dieta que debe buscar.

Debe ser alguien a quien usted respete y que lo obligue a no flaquear. Lo curioso es que muchas veces he necesitado y tenido estos "padrinos-parejas de aventuras" y nunca, en realidad, pensé en llegar a serlo de alguien, y menos de alguien a quien no conociera.

87

Sin embargo me impactó la carta de Dulce María, una texana que me escribió lo siguiente: "Ayúdame a cumplir mi sueño de bajar 60 libras, estoy tan gorda que no me atrevo a salir ni al mercado. Vivo desesperada y no hay nadie que me apoye".

O saber que Karelia, en Houston, al verme en el noticiero los fines de semana se repite: "Si tú pudiste, yo también puedo".

La de Carmen, una televidente de Clayton, Carolina del Norte, me partió el alma. En su carta parecía alguien más que pedía la receta de mi dieta, pero quería más: "He hecho todas las dietas que me recetan y cuando todo parece ir bien, caigo y no me puedo levantar. Mi médico me dice que lo estoy volviendo loco y que sólo me queda coserme la boca para no comer".

Carmen sigue narrando: "Le hablé a mi doctor de su triunfo al bajar de peso y éstas fueron sus palabras: si María Antonieta Collins es un motivo para que tú lo logres, hazlo. Tal vez ella pueda hacer lo que yo, como médico, no he podido".

Nadie me pudo haber advertido que aquellas lágrimas que lloré cuando me insultaron por gorda tendrían, no sólo la recompensa de la vanidad, sino el placer de poder ayudar a otros.

Todo esto habla de que nos sentíamos solas, pero que ya descubrimos cómo no estarlo nunca más. Que en estas páginas encuentre usted el motivo para voltear hacia el que lo necesita. Hoy por mí, mañana por ti.

14. Cómo empezar, pero de verdad

Si usted compró este libro por el puro chisme, seguro que la pasará bien. Pero si es de esa gran mayoría que lo hizo a causa de la misma pregunta: ¿Cómo le habrá hecho? ¿Será cirugía?, y además me ha escrito pidiendo la receta, ésa es otra cosa, eso la encamina al "sí se puede" de la misma forma en que yo pude. Aquí no encontrará la llave de la eterna delgadez, pero sí la forma en que, como decimos en México, "la hice contra los kilos".

Usted dirá: "¡Ay, sí! Qué fácil me pinta todo; lo hizo porque tuvo con qué". Se equivocó si piensa de esta forma, pero a medias.

Sí, es cierto que gracias, y mil gracias a Dios, en algunas etapas de mi vida tuve los medios y me encontré a lo largo del camino con extraordinarios profesionales que me ayudaron (entre los últimos, maravillosos, se encuentran la doctora Ivonne Torre-Coya, y el doctor Richard Lipman, ambos de Miami) pero, sin pecar de modesta y de acuerdo con ellos, su trabajo no lo fue todo. Lo demás ha sido ponerlo en práctica y tener fuerza de voluntad, levantarme un día y decir: "hasta aquí llegué gorda", sin importar si tengo o no con qué remediarlo.

¿No puede someterse a un régimen porque las dietas cuestan y no tiene dinero? ¡Ah!, qué buena excusa. Pregúntese si ha tenido dinero para comprar toda esa bola de cochinadas que la engordaron durante años, ¿verdad que no? ¿Entonces? Entonces sólo le queda planear bien su futuro, es decir: planear a su "nueva yo" (me llamo a mí misma *The New Collins*). Además de todo lo bueno que le va a llegar, se dará cuenta de que ahorrará más alimentándose con una dieta adecuada.

Hay dos fechas eternas para comenzar a bajar de peso y ninguna sirve. Son los primeros días de enero de cada año, después de las comidotas que se mete uno durante todo diciembre. Eso sí, siempre teniendo en mente cada vez que pasa el último bocado: "Qué llena estoy, pero para iniciar el año nuevo me pongo a dieta y voy a quedar como modelo".

La otra "fecha gloriosa": "Estoy comiendo mucho pero no importa; el lunes me pongo a dieta. Yo me conozco, una vez que comience ¡no hay quien me pare!" Cuántas y cuántas veces lo he dicho y lo he oído.

Y la verdad es que cualquiera que mencione ambas fechas sabe que no habla de verdad, porque son la eterna excusa de quien quiere y no puede, aunque tiene la esperanza del mañana.

Por si no lo sabía, entérese: enero es el mes más jugoso para las ganancias de los grandes consorcios de dietas y medicinas de las que se venden sin receta médica, y ellos lo saben bien. La que llamo, porque pertenezco a ella con notabilísimos honores, la Cofradía de las Gordas Arrepentidas; atascamos las oficinas de los médicos dedicados a la pérdida de peso durante el primer mes del año. En esos días, viven más atareados recibiendo pecadoras en busca de salvación. Martirizamos a las secretarias con las citas: "M'hija, por favor, dile al doctor que me reciba, que es asunto de vida o muerte, *pleeease*".

No, no y no. Las dietas no necesitan de días específicos para empezar. ¡Por favor! A menos que usted esté enferma y eso sea lo que demore el régimen. La dieta sólo la determina usted, que sabe lo que significa "hoy". Así que, si ya decidió qué va a hacer con sus kilos de más, manos a la obra, que estamos en el camino. A prepararse, que del cómo planear cada día dependerá el éxito.

Yo no sé que sucede, pero apenas menciono la palabra "dieta" de todos lados me llueven recetas: la de los tres días, la de la luna, la de la sopa de col, la del agua con limón en ayunas, la del ajo. De ahí, pa'rriba lo que se le ocurra. Pero lo que casi nadie ofrece son los *tips* reales, los primeros para comenzar de verdad. Que no le suenen ni tontos ni exagerados los que va a leer; todos tienen un porqué. No sé cómo lo hagan los demás, pero éstos son mis mandamientos, probados y requeteprobados.

1. No me doy como plazo "el lunes que viene". Una vez decidida, comienzo al día siguiente. ¿Para qué esperar? Si ya se decidió, ándele, rapidito, que el tiempo vuela y mientras más pronto empiece, más pronto verá los resultados.

2. El día anterior voy al supermercado, lleno el refrigerador de las cosas que voy a necesitar aunque no me gusten, y regalo las "tentaciones".
3. Pierdo el miedo al fracaso, a las dietas hay que retarlas. Al fin y al cabo son sólo un estado mental que está dentro de usted. "¿Óyeme bien, cómo es eso de que crees que puedes más que yo?" (Así les hablo a mis brazos gordos, a mis caderas y muslos.) "¿No se han dado cuenta de que yo los puse así? Pues ahora, yo misma les devolveré la forma que tenían." Esto significa no tener miedo a nada y caminar con la dieta día a día, nada más.
4. No trate de contar días, ni mucho menos martirizarse pensando cuánto tiempo estará privada de esto o lo otro, porque seguro que se cae. Haga varias veces al día este ejercicio mental: "Total, qué son tres o seis meses de un año, siempre tendré el resto para disfrutar".
5. Me peso y me mido. De preferencia súbase a la báscula inmediatamente después de levantarse y después de que haya ido al baño. "Pancha" sabe de qué le hablo.

Yo me peso con ella hasta sin el reloj, que usualmente le aumenta unos 300 gramos. En casi 20 cambios de casa en los últimos 15 años, Pancha ha viajado con nosotros. Es una báscula de esas que usan los médicos. La pobre es noble, mexicana, buena. Sobre todo, callada. Pancha, como nadie —incluidos mis hijas o mi marido—, me ha visto llorar de rabia y frustración, pero también me ha visto triunfar.

Cuando los números bajan, hasta le hablo por su nombre de pila: "¡Ay, Francisca!, mira que bien nos está yendo. Hoy, tantas libras de menos".

Cuando salgo de viaje y regreso luego de haberme portado mal, ahí está la Pancha, haciendo las veces de inquisidora o mostrándome que no me descarrilé.

Le aconsejo que se compre una báscula, pero una buena. Invierta en algo que le sirva muuuuchos años. No le aconsejo ninguna de esas maravillas tecnológicas que hablan, registran peso de no sé cuántos miembros de la familia, y le dicen hasta cuánta grasa tiene, no. Una báscula es como un cepillo de dientes, es únicamente para que usted la use. No es asunto de vanidad, es el registro verdadero de su nueva vida.

Que los niños no se suban a jugar en ella y que los hijos mayores no intenten usarla. Ambos, chicos y grandes, son un desastre con objetos tan sensibles a desequilibrarse.

No mueva su báscula de sitio. Asegúrese de que no tenga que moverla a menudo —sólo de vez en cuando a la hora de limpiar— y trátela con cuidado. Verifique que el nivel esté en su punto. Tiene que estar en una superficie firme; si la pone sobre alfombra, olvídese, el resultado no será correcto (pesará de menos o de más). Y, por último, bautícela con un buen nombre; que al fin y al cabo ella será la primera en compartir con usted el secreto de su triunfo.

6. Mídase bien, que medirse es otro cantar. Aquí tiene que encontrar a un aliado de carne y hueso. En mi caso han sido mis hijas. Antes debe hacerles jurar que por nada del mundo andarán divulgando cuántas pulgadas tiene su madre por todo el cuerpo. Empiece por el cuello (sí, el ancho del cuello que es la parte que menos ponemos atención y que más engorda: sea honesta, busque una foto de los tiempos buenos y otra de los malos. ¿Verdad que el cuello nos vuelve luchadoras japonesas de "sumo"?) Del cuello siguen todas las otras medidas cruciales: los antebrazos —derecho e izquierdo— las piernas y muslos (recuerde que uno siempre es más grande que otro). El abdomen, la cintura, la media cadera y la cadera. El busto y la espalda. No crea que estoy loca, éstas serán sus primeras marcas de gloria. Y realmente le hacen ver la gravedad de haber ido de la talla 10, a la 14 o 16. ¿Para qué todo esto? Para que cada semana usted anote la diferencia.

7. Alguien, hace tiempo, me dio este consejo tan grande como una catedral: ninguna dieta que en verdad tenga fundamento comienza sin tener puntos de referencia. Las dietas destinadas a ser *una más* y no *la buena*, nunca se documentan.

Mañana sí escribo qué comí o dónde se me fue la mano abusando. Qué mañana ni qué nada; hoy mismo. Antes de empezar prepare lo que yo llamo el "diario de la verdad" (más adelante encontrará el modelo que Fabio me hizo en computadora). Usted puede hacer el suyo y no imagina cuánto sirve para recordar la fuerza de voluntad en momentos de crisis y para poder identificar qué provocó el problema. Anote ahí el peso inicial, también si hizo ejercicio, qué tanta agua bebió, qué tan estrictamente siguió la dieta o con qué la rompió ese día. Pero eso sí, mucha atención: ni mucho ni poco honesta, que la verdad gramatical no cuenta.

O se es honesta, o no se es; no hay medias tintas. Así que use únicamente la verdad, que ésta es su "nueva yo".

8. Planee cuidadosamente los alimentos de una semana para usted (si cocina para la familia, también). Tenga a la mano bolsas plásticas de "abrir y cerrar" para disponer de las frutas picadas que necesite, si así lo quiere; si no, asegúrese que pueda comprarlas en el camino al trabajo. En mi caso, manzanas y peras me sacan del apuro. Las puede traer en la bolsa de mano, tomarlas cuando las necesite, comerlas y botarlas sin que provoquen un desastre. Sobre el escritorio tengo un tazón lleno de manzanas que me quitan las ganas de algo dulce.

9. Funde el más importante "Club de Apoyo", el que estará siempre con usted y formado por quienes de verdad la quieren. La familia en primer lugar y los que, en la oficina, conviven con usted la mayor parte del día.

10. Por consiguiente, aléjese de los saboteadores, identifíquelos. Vea realmente a la "amiga" que la llevará a comer donde no debe o que insiste en que no importa un pedacito de comida, no pasa nada. Sí pasa. Y en esta etapa de debilidad y cambio no necesita de gente así. No se pelee con ellos o ellas, simplemente, evítelas como si se encontrara al hijo menor del Chupacabras.

11. Hay un fenómeno peculiar que me sucede con frecuencia en la segunda semana de dieta: siento una autoconmiseración que me lleva a llorar desconsoladamente durante media hora, un sólo día. Me ha pasado repetidamente luego de días y días comiendo lo mismo, cuando en la mente tengo un solo pensamiento: "Pobre de mí, qué desgraciada soy, no puedo más". Ahora he identificado el sentimiento de profunda tristeza y puedo superarlo, pero nada me salva de experimentarlo ni de llorar y llorar un buen rato. Curiosamente, de la forma en que uno tome al toro por los cuernos, depende la respuesta del cuerpo. Si me digo: "Ya estuvo bueno de lamentos, te vas a poner muuy bien Collins, te vas a ver bonita, como quieres. Ésta fue una gran prueba". Me levanto emocionalmente y sigo en la lucha.

Recuerdo a mi comadre Talina Fernández, una mujer que a la par de su trabajo como presentadora y comentarista en México, es uno de los personajes más divertidos con los que tuve la fortuna de compartir y que, tal y como narro en otros capítulos, fue capaz de llevar a sus amigas a verdaderas aventuras dietéticas dignas de una enciclopedia.

"Mire, comadre, cuando ya no le quede de otra y se le estén saliendo las lágrimas, corra al baño, llore todo lo que se le antoje. Si está sola, chille mirándose al espejo. Después de un minuto se calma el llanto; lávese la cara y regrese a donde estaba que todo habrá pasado."

Así lo he hecho y funciona. Al grado de que reconozco y hasta espero ese momento que me reafirma en la dirección correcta.

12. No importa a qué religión pertenezca, o en quién crea. Rece. Hágalo con fe, y pida para cada día, de comienzo a fin, que tenga la fuerza necesaria para vencer la adicción a la comida. Le rezo a Dios, a mi abuelita y sigo el principio metafísico de ese maravilloso ser llamado Connie Méndez. La oración da fuerza, especialmente en la debilidad de las primeras mil horas; sí, mil horas con sus sesenta mil minutos. Sólo es cuestión de saber cómo pedir. Yo hago una lista escrita de puño y letra. En la última, pedía fuerza para resistir la tentación, día con día. Conforme avance, usted misma irá cambiando su petición.

13. Explore todos los restaurantes regulares y de comida rápida cercanos a su oficina. Todos, absolutamente todos, tienen cosas que puede comer sin romper su dieta, esto en un caso de emergencia, porque es importante que durante un buen tiempo sólo coma lo que fue hecho cuidadosamente para usted.

14. Si tiene que ir a un restaurante, mienta piadosamente, que eso le dará puntos con los meseros y cocineros. Dígale a quien le tome la orden que usted necesita que le pongan muy poquita grasa, porque tiene un problema de salud que se agravará si no sigue una dieta estricta.

Por qué mentir si se oye y se ve feo. Éste es muy mal consejo, pero se lo doy para que no le pase lo que a mí en una de mis mil dietas. Llegué a un restaurante en Los Ángeles, y en un arranque de sinceridad le dije a la mesera que me ayudara con mi orden de comida porque estaba a dieta y no podía romperla. La mujer sonrió y fue a la cocina sin darse cuenta de que yo, camino al baño, prácticamente estaba detrás de ella mientras hablaba con el cocinero: "Una orden de pollo asado y ensalada, hazlo como se te pegue la gana, que es para una chaparra gorda que dice que está a dieta. Si supiera lo mal que caen las viejas que vienen a los restaurantes pidiendo órdenes especiales".

Con mesura inusitada para mi veracruzano temperamento intervine: "No se preocupe señora, que ahora ya lo sé. Así que ni pierda el tiempo porque esta chaparra y gorda que, como usted dice, está a dieta, se va de aquí en este momento".

Moraleja: comer de dieta por enfermedad levanta piedad. Hacerlo para perder peso provoca envidia. En verdad.

15. La mera-mera

En 27 años como reportera de televisión, el oficio maravilloso para el que nací y del que me siento orgullosa, tuve el privilegio de cubrir eventos y tragedias que me han gratificado unos y roto el corazón otros. Pero ninguna asignación ha logrado la reacción de todos ustedes como ésta última que he vivido con la dieta.

Cientos de cartas recibidas con historias en las que, sin excepción, me han hecho llorar.

¿Qué pensó: ésta ya se creyó estrella y le puso al capítulo "La mera-mera" por ella? Pues no. Porque el título no tiene nada que ver conmigo. La mera-mera es la dieta exacta que seguí, y la misma que me ha pedido usted al contarme una historia conmovedora.

Ya le he explicado con detalle todo lo que hice antes y durante el proceso de tomar la decisión de Adelgazar... Note bien que en mi diccionario Adelgazar va con mayúscula. Lo hago así porque no digo perder peso. Lo que se pierde se recupera, así sean kilos. Así que, repítase: Adelgazar y no perder peso, que todo comienza en la mente. Después, las reglas son básicas.

Hasta reducir por lo menos 20 libras:
Desayuno
Una taza de cereal de avena o trigo con leche. Yo empecé de lo más a lo menos. Bajé el porcentaje de leche normal, luego a semidescremada (con el 2 por ciento) y así hasta llegar a la *fat free**.

---

* Libre de grasa, en inglés.

Almuerzo

Atún, pescado, pollo o carne. La cantidad siempre del mismo tamaño que la palma de su mano; es decir, pequeña. Siempre con ensalada verde y vegetales hervidos como zucchini o calabaza, coliflor, brócoli. Además, escuche bien: una papa hervida o una taza de arroz blanco (el de la bolsita que se hierve en agua, que sabe sabrosísimo), o una taza de pasta hervida con sal, queso parmesano y perejil fresco (rallados los dos al momento de servir). Los moñitos o *bow tie* me resultaron la pasta con mejor sabor entre todas las que intenté.

Cena

Nunca después de las siete de la noche, nunca.

Hasta las primeras 20 libras, únicamente un batido de 80 calorías con sabor a chocolate, que generalmente disfraza más el sabor fuerte de las proteínas en polvo y vitaminas.

Entre comidas

Después del desayuno y almuerzo, tenga a mano bolsas de plástico de las que se cierran y abren con fruta picada que puede ser manzana, pera, melón o piña.

En la noche, luego del batido, paletas o helado *fat free* o de pocas calorías. Busque en su supermercado las que no tienen azúcar. Nuevamente, las de chocolate fueron las más sabrosas.

En el auto traiga una nevera de esas pequeñitas con hielo, para que el agua y el té que ponga adentro se mantengan fríos. Ahí mismo puede poner fruta para tenerla a mano, sobre todo si tiene que andar mucho tiempo en el auto.

Después de adelgazar las primeras 20 libras:

Desayuno

Un día sí y otro no, un bagel de esos de *cranberry* o arándano y mi café con leche descremada sin azúcar, y un plato de papaya (fruta bomba).

Almuerzo y Cena

Ya se pueden hacer las dos comidas. Recuerde que la cena nunca después de las siete de la noche.

La proteína del tamaño de la palma de la mano, vegetales y a escoger: una papa, una taza de pasta hervida con queso parmesano o una taza de arroz hervido.

Agua, té y sólo una taza de café.

Ejercicio por lo menos tres o cuatro veces por semana. Esto es, caminar o subirse a la bicicleta durante una hora.

Una vez a la semana como lo que quiero sin hacer ningún desmán. Pienso que no debo ver como prohibición ningún alimento, porque entonces seguro que caigo en la tentación; entonces, en el día que me doy de descanso aunque sea en una sola comida, como lo que quiero. Después vuelvo a la misma rutina.

Y, muy importante: todo esto tiene que estar supervisado por un médico que le indique las medicinas supresoras del hambre y también suplementos vitamínicos. En la ciudad donde usted vive hay buenos médicos dedicados a las dietas, que seguramente podrán evaluar su problema como mi médico lo ha hecho, de forma que puedan hacer un plan a largo plazo sin pensar que al perder las libras que se propuso "ya la hizo en la vida".

El día que el doctor Lipman me enseñó el papel donde yo había escrito que quería perder 30 libras y lo había logrado, brinqué y grité de felicidad. Él, con su acostumbrada solemnidad, me observó cáusticamente.

—Treinta libras no son suficientes, por lo menos 10 más.

—¿De dónde doctor, de dónde? ¿No ve qué flaca estoy? (Y aquí vino la gran lección que no olvido.)

—Querida, si en verdad quieres tener éxito el resto de tu vida piensa como Ivana Trump: nunca se es demasiado flaca ni demasiado rica.

16. Ese mito llamado...

Regresé de ahí casi llorando de rabia. Me había levantado tan temprano para llegar puntual, que en realidad no me preocupé de nada más. No escogí qué ponerme; tomé lo primero que encontré y no me di cuenta de que mis zapatos estaban fuera de moda, igual que la ropa que llevaba. No pensé que la gente de ahí se fijara más en la apariencia que en lo que iban a hacer.

Ya en el sitio, la forma en que me ignoraron fue tal que la atenta chica que en un principio me atendió antes, ese día parecía no haberme visto nunca. Total, ya estaba ahí.

Éramos dos o tres en la misma situación: a nuestro alrededor todos nos ignoraban y apenas conseguimos preguntar qué hacer. ¿Qué hacer? Nada. Observar y nada más, fue inútil preguntar, cada cual estaba interesado en sí mismo. Frustrada, salí de ahí antes de lo previsto y juré nunca más volver.

No estoy hablando de ninguna entrevista que me fueran a dar y donde me trataran de tal forma, qué va. Pero pocas veces me he sentido tratada como un carro de paletas: a empujones y campanazos.

Así es como he estado en la media docena de ocasiones que me enfrenté a un lugar moderno de tortura medieval, crueldad mental, degradación humana y humillación al ego: ese mito llamado gimnasio.

Y a usted... ¿Cómo le va? A menos que sea muy joven, bonita, flaca; muy buena para el ejercicio y coordinada en los movimientos o que tenga muuuuucha fuerza de voluntad, podrá ignorar lo anterior y continuará, pero yo no estoy para esas gracias.

101

Con los años he perfeccionado la cara dura para afrontar la avalancha de llamadas de convencimiento que algunos gimnasios emplean para bombardear a gorditas como yo.

Sí, no son todos. Claro, yo me he topado con unos cuantos que son diferentes, pero ya el daño está hecho en mi cerebro que, como el de miles de mujeres, en mi caso está listo para sabotear cualquier intento de ejercicio y me da terror intentarlo, por más bonito que parezca.

Déjeme contarle mi experiencia y seguramente usted la verá reflejada en algún momento de su vida. Y es que las buenas intenciones de hacer ejercicio concluyen, irónicamente, en aquellos salones enormes llenos de espejos, donde la instructora parece no entender que la gente no es tan agraciada como ella para tener músculos elásticos, poder alzar piernas y brazos, bailar y brincar al mismo tiempo que respira y suda. Las que más saben, además, se ríen de quien ni sabe, ni puede.

Qué horror, por esto es que la sola palabra gimnasio me da pulmonía.

A lo mejor tienen razón y en la mayoría de las ocasiones he tenido mala suerte, quizá soy una acomplejada sin la voluntad y temperamento necesarios para ignorar las miradas que se clavan en las "llantas" de grasa que me han recubierto abdomen y cintura en algún momento de mi vida. Pero no puedo ignorar comentarios imprudentes en voz alta. "La pobre... ¿Viste cómo apenas puede moverse? Tiene la gracia de un elefante, mejor que se quede dando noticias, que se le da mejor."

Cuando me recomiendan ejercicio para bajar de peso y eso significa ir a un gimnasio, desmañanada o cansada a la salida del trabajo para que me critiquen y, de paso, experimentar tal frustración por no saber hacer las cosas, digo no, no, no y no. Y no voy.

¿Y qué me dice usted de la inequívoca sensación de estupidez?

Aunque no en todos, meterse a la sección de los aparatos es ponerse como tomate en escaparate de mercado. Todas esas muchachas y muchachos en buena forma parecen decir: "Miren qué bien lo hago". Y alrededor, mujeres flacas, bonitas, volteando y buscando *date**.

¿Y una? Muy bien, gracias o a punto de sufrir un colapso cardiaco, medio desmayada o extenuada de tratar de seguir las instrucciones que no entiende del todo y que, por supuesto, le explicaron tan rápido que ya se olvidó. Todo en un desesperante "a medias".

* Cita, en inglés.

Y todavía no hablo de la ropa. Qué flojera hacer ejercicio si significa tener que vestirse como si fuera a un desfile de modas. Por si no lo sabía, entérese: el gimnasio es un sitio de reunión social a donde no se va así nada más. Todo lo contrario, ahí se lucen cuerpos y moda con marcas. Y si no lo cree, basta oír: "Miren a Fulana, con el dineral que gana y vean, en lugar de un buen *outfit** anda con esa camiseta barata, recuerdo de algunas vacaciones".

Por Dios, que yo no estoy para eso. En verdad que ya no estoy en edad de comenzar a vivir con nuevos complejos, mi cuota ya está agotada; por favor, sólo pido respeto al hecho de que, sencillamente, soy una gorda en busca de redención.

¿Sabe usted el propósito de esta letanía?

Para que se dé cuenta de que todas somos iguales y que las emociones de frustración no son exclusivas de nadie en particular. Yo las he vivido y en todas las gamas si de intenciones para hacer ejercicio se trata y, por lo menos, a nueve de cada 10 amigas les ha sucedido lo mismo. Dejan de ir al gimnasio a pesar de haber pagado membresías que rara vez se utilizan, por la competencia brutal que esto implica.

Pero hay más. En alguna otra etapa de la vida, al encontrarme con alguna conocida que está delgada porque hace ejercicio constantemente, pregunté y me quedé helada con la respuesta.

"Es maravilloso, debes intentarlo si quieres ponerte como yo. A mí tampoco me gustan los gimnasios, tienes razón en lo que dices, abusan de uno, por eso es mejor un entrenador personal que te deje como a mí. Unas tres veces por semana a largo plazo son buenas para tener resultados. ¿Cuánto me cuesta? Más o menos unos 400 dólares por mes."

Maravilloso —respondo con la sonrisa congelada— mientras por dentro considero lo mismo que usted: ¿400 dólares por mes? Eso es un sueldo.

¿Con qué pagarlo para ser flaca como ella? No sobra dinero: hay que comprar cosas para los niños, tenemos que hacer éstas u otras mejoras, hace falta un auto, mis padres necesitan que les ayude y sabrá Dios qué tanto más.

Un entrenador o entrenadora, debe ser maravilloso, si se dedica enteramente a una. Enseña muchísimos secretos pero, obviamente, no es una opción al alcance de todos.

¿Dónde encontrar un gimnasio que abriera a mis horas, a dónde pudiera ir sola o acompañada, sin que nadie me criticara; donde pudiera ha-

---

* Conjunto de ropa; juego de ropa (para hacer deporte), en inglés.

cer el ejercicio a mi ritmo ni me cobraran sesiones adelantadas cuyo dinero perdería si no las tomaba, tal como me sucedió en una decena de veces? ¿Dónde está? ¿Dónde, por favor?

No se lo imagina: en usted.

Usted es su propio gimnasio, junto a quienes logren convencerla o a quien usted convenza de emprender semejante aventura.

Angie Artiles, una de mis grandes amigas —que también fue mi socia en alguna etapa de nuestra vida (gracias a ella y a Armando, su marido, conocí a Fabio)— me recordó otro tiempo.

"Decidimos que ya estaba bien de flojera y que sería bueno caminar. El lugar ideal era cerca de Univisión. Era el año de 1992 y en aquel entonces la zona lucía despoblada. Sería agosto, en pleno verano, hacía tanto sol y tanto calor que ni siquiera habíamos dado la primera vuelta cuando me desmayé. Al reponerme, fuimos a comer tremendo sandwich en un Subway... Y adiós ejercicio."

Después, cada vez que le proponía hacer ejercicio, me acompañaba, sí, dependiendo del lugar. Angie aceptaba rápidamente si era al boardwalk* de Miami Beach porque ella podía entregarse a otras actividades; se ponía gafas para sol, llevaba un libro y, encantada, me esperaba a la orilla del mar, filosofando y leyendo; cumpliendo siempre con la misión más importante del Comité de Apoyo: "Aunque lo pienses, no desanimes nunca y acompaña tanto como puedas".

Flor Mayoral ha sido otra promotora deportiva de actividades que de otra forma no hubiera hecho.

"Mira Collins, ahora tenemos que hacer spinning**." No sabía qué era eso pero, para mí, si venía de mi amiga la doctora era bueno. Dije sí pero no supe en qué me metí. Eso era ejercicio en verdad, sudar y sudar durante una hora. Todo arriba de una bicicleta estacionaria en un gimnasio. Gran ejercicio, sólo que salía de ahí muerta de hambre a devorar lo que encontrara. Bajé de peso, sirvió.... pero no por mucho tiempo. Me bajó la presión en plena rutina y adiós spinning porque me desmayé.

Flor Mayoral, sin embargo, ha sido constante en impulsarme. Juntas caminábamos por las mañanas en la pista del Hospital Baptist*** de

---

* Una pista de madera de cinco millas (8 km) que corre paralela a la playa en Miami.
** Ejercicio aeróbico que se hace en una bicicleta fija en la que se requiere alcanzar gran velocidad para que el corazón se esfuerce al máximo. Una hora de spinning equivale a cuatro horas de caminata.
*** Bautista, en inglés.

Miami. Era el tiempo en que una era la psicóloga de la otra. Escuchábamos nuestros problemas e intentábamos aportar una solución. No sé si lo logramos, lo cierto es que nos entreteníamos con las historias, y eso influyó significativamente para entrar de lleno en el mundo gratificante del ejercicio.

Después sobrevino la etapa de la bicicleta. Al inicio, Angie Artiles y yo pensamos que era una opción para bajar de peso, incluso compramos las nuestras. En ese momento se nos atravesaron quienes serían nuestros maridos y en mi caso, el ejercicio en bicicleta se pospuso para más adelante porque ella lo practica constantemente. Yo también hago bicicleta, a pesar de la política. ¿Qué tiene que ver la política con las libras?

Ya verá.

Seis meses después de conocernos, Fabio y yo nos casamos y creímos que lo ideal para bajar de peso sería hacer algo en común; andar en bicicleta era perfecto. Eso sonaba atractivo y no me cayó mal.

Fabio es un cubano de los tiempos de emergencia y escasez, de forma que aprendió a movilizarse en bicicleta por toda Cuba, habilidad que menosprecié cuando me sugirió lo del ejercicio compartido. Salíamos por todo Miami pero el gusto me duró poco. Un par de días después de iniciada la aventura, simplemente me desmayé. Caí en plena calle y la bicicleta cayó sobre mi pierna, rompiéndomela. Fue todo un cataclismo. Fabio, que marchaba a la delantera como pez en el agua, creyó que por hacerle una broma me había tirado al piso. No comprendía que yo, una mujer más que bien alimentada, se hubiera desmayado a las primeras seis millas cuando él llevaba como 20 a pleno rayo de sol.

Moraleja de éste pasaje histórico de mis dietas: investigue el pasado político de su acompañante. Si un cubano llegado recientemente al exilio le ofrece salir en bicicleta, piénselo dos veces. Cualquier cosa puede sucederle.

Pero la cosa no paró ahí. Terca y tauro, como soy, decidí ir pedaleando a todos lados: al supermercado, la peluquería, el banco; es decir, a todo sitio donde iba en auto. Teresa Rodríguez, en la primera etapa de *Aquí y Ahora* —donde orgullosamente soy corresponsal principal—, me hizo un reportaje. Algunas personas me saludaban en la calle; otras más me escribían para decirme que se habían decidido a hacer lo mismo gracias al reportaje y a que yo la "había hecho" sin pena de andar en bicicleta. Y yo, feliz, motivándome. "Al menos estoy haciendo algo de ejercicio al tiempo que me divierto y de paso quemo un titipuchal de calorías."

105

Fue una noble idea hasta que se me atravesó un ancianito al volante de su auto: se pasó la luz roja en una avenida y me arrolló.

Por un segundo pensé que todo había terminado. Aturdida por el golpe y el susto me levanté como "araña despatarrada" en medio de la calle Flagler y la Avenida 107* de Miami. La bicicleta se desbarató, pero milagrosamente ¡yo estaba ilesa! Días antes del accidente un policía de tránsito, sin saberlo, me había salvado la vida. Iba al supermercado en mi bicicleta cuando me advirtió que estaba prohibido andar sin casco de protección.

Rauda y veloz, más por el miedo a una infracción que a un accidente (que "a mí no me podía pasar") fui a una tienda de deportes y compré el mejor casco que tenían:

—¿Son 190 dólares? Pues ¿qué sabe hacer?

—Es el del *tour* de Francia y es lo mejor contra impactos. Créame, van a ser los mejores 190 dólares que usted emplee para algo.

Temblando de miedo, toda raspada, en la acera de una calle de Miami, luego del accidente en aquel mediodía de 1996, recordé esas palabras. Sin el casco, seguramente hubiera quedado inválida. El impacto me lanzó de lado y mi cabeza rebotó en el pavimento sin que sufriera una sola lesión. Más que nunca, sin lugar a dudas, mi vida tuvo precio ese día: un casco de 190 dólares.

No importa lo que he pasado. En verdad que no importa; la recompensa es grandísima. Yo misma me premio, me consiento y me venzo.

El ejercicio, además de las pastillas, es lo único que intensifica el metabolismo y es, por lo tanto, la mejor forma de acabar con las calorías.

Es una satisfacción como pocas cuando me doy cuenta de que puedo hacer más y más ejercicio. Caminar más millas cada día, sentir que sudo y cumplo metas. La pista y la bicicleta me enseñaron a reencontrar algo que, con esta vida loca, se va poco a poco: una misma. Cuando estoy haciendo ejercicio platico con María Antonieta Collins, mi "cuata", a quien quiero tantísimo porque en verdad es una buena chica. Otros días, esa hora me sirve para pensar en los reportajes, en cómo iniciar las historias o para planear la infinidad de cosas que tengo que hacer como ama de casa y mamá. Algunos más me he encontrado admirando el vecindario o los paisajes. Ocasionalmente me he sorprendido cuando, sin pensarlo, comienzo

---

* Otra popular avenida del Southwest.

a rezar un Padre Nuestro para dar gracias a Dios porque estoy sana, y éste es un privilegio cuando más y más amigos a nuestro alrededor enferman gravemente.

A fin de cuentas, a veces pienso que toda la tristeza, gordura y depresión de 1999 fueron una depuración para vencerme, como usted lo hará siempre y cuando se lo proponga.

Gracias a Dios llegué a este punto. Gracias a Él.

17. Ahora es cuando...

Está bien. La mayoría de los gimnasios abusan de nosotras, no tenemos para pagar un entrenador personal. ¿Y eso qué? ¿Hay que esperar a ponerse como jamón, gorda y con grasa? ¡Ah, no! Jamones, sólo embutidos.

¿Ya decidió hacerlo y no sabe cómo? Eso no es pretexto.

Así comencé y me ha ido de lo mejor, eche ojo.

1. Decida que ejercicio va a hacer, es algo importante. A mí, caminar me calma los nervios. Caminando me imagino que devoro calle tras calle y me gusta ver el paisaje, lo que alivia ansiedad, tensión y, sobre todo, la angustia de ejercitarme encerrada. Si caminar fue bueno y posible, la bicicleta significó mucho más. Soy hiperactiva y las rutinas me aburren fácilmente. Con la bicicleta puedo andar más rápido y a todas partes, "tazmanear" dicen mi marido y mis hijas por Tazz, el personaje de las caricaturas que, aseguran, es mi copia. Decida qué es lo suyo. Lo que sea, tiene que ser *su* decisión y de nadie más.

2. Caminar es fácil, barato y sencillo. Para tener éxito necesita comenzar desde abajo, es decir, comprarse un buen par de zapatos tenis. Vaya a un comercio especializado. Está de moda que algunos atletas tengan pequeñas tiendas donde en verdad venden los mejores productos para correr y caminar. Hable con los empleados y pida que le sugieran el mejor zapato. A diferencia de lo que sucede en una zapatería donde venden tenis, en los establecimientos especializados toman en cuenta el arco de su pie, cuidan que la textura del tenis no lastime su

piel y sugieren el calzado adecuado para el tipo de terreno. Tendrá así un excelente zapato que le hará más ligero y fácil el ejercicio. Si en su ciudad no hay este tipo de establecimientos, haga lo que nunca falla: busque a alguien que se dedique a correr y pregúntele dónde compra su equipo.

3. Si escogió la bicicleta, cuidado, comience comprando la que sea adecuada para usted. No caiga en el error más común que sólo le hará más difícil el ejercicio: comprar una de las hechas en China, baratas y muy vistosas con por lo menos 10 velocidades. Para qué tantas me he preguntado. Nunca lo supe. Ese tipo de bicicleta viene con llantas delgadas que hacen perder el equilibrio con el menor titubeo y... al piso, comadres. Después de una caída de bicicleta con raspones y un poco de dolor, le aseguro que difícilmente se vuelve a montar otra vez. Así que mucho cuidado y ponga atención.

Si no tiene mucho dinero, para comenzar busque en la sección de cosas usadas de los periódicos o en las ventas de garajes que se hacen cada fin de semana por todas partes. También puede preguntar a sus amigas si tienen alguna para vender. La primera bicicleta, contrario a lo que se piense, debe tener pocas velocidades, tres o cuatro, con llantas anchas —para montaña— con buenos frenos y manubrio. Recuerde que es preferible comprarla usada o en una tienda especializada en bicicletas.

El asiento es algo también esencial. No sé por qué, pero todas vienen con uno tan chiquito que se entierra a pesar de las carnes de las "pompis". Tan pronto como tenga la suya, cámbiele el asiento por uno ancho, no cuestan más de 15 dólares y vale la pena. Ahí no termina todo. Hay asientos rellenos de una gelatina de silicón que se amolda al cuerpo y son inmejorables para las largas sesiones de bicicleta.

4. Evite el martirio. Decida a qué hora del día va a hacer ejercicio. No le recomiendo que se sacrifique levantándose por la madrugada; quizá lo haga un tiempo pero seguramente después lo abandonará. Recuerde que su cerebro está listo para sabotearla; no le dé tiempo. Abra los ojos, brinque de la cama y no lo piense dos veces. Recuerde que la base para hacer ejercicio es haber dormido y descansado. Sé de amigas que se levantan a las cinco de la mañana para ir al gimnasio. Válgame Dios, si eso no es manda. ¿Qué pasa?

Bueno, que al cabo de un tiempo se quedó el ejercicio en la promesa.

5. Haga la rutina placentera. En las tiendas especializadas para corredores y caminadores encontrará revistas especializadas con productos como audiocasetes de música para traer en su *walkman*, diseñados específicamente para durar a lo largo de una hora de acuerdo con su aptitud: principiantes, intermedios y avanzados. Hay todo tipo de música, desde rock de los años sesenta, pasando por los Beatles, ritmos caribeños, hasta música clásica para poder seguir el ritmo caminando. En lo personal los disfruto y me ayudan a matar el tedio.

6. Es un mito que no se pueda tomar agua o desayunar. Así nos educaron, pero es mito. Lo que no se debe hacer es ejercitarse sin agua, es importantísima para la combustión y para resistir el calor del ejercicio. La noche anterior dejo una botella de agua en el refrigerador para que esté lo suficientemente fría durante el recorrido de una hora. En ocasiones, Fabio y yo nos vamos a desayunar el fin de semana y regresamos caminando a casa; simplemente estamos activando el metabolismo. Durante el recorrido vaya dando sorbitos de agua de manera que su cuerpo siempre esté hidratado. Recuerde que cuando el cuerpo tiene sed, significa que ya está deshidratado.

7. Hubo una época en que usé esas fajas térmicas para —según yo— bajar la papada. En pleno calor me envolvía como repollo con aquella faja de hule negro por dentro y azul por fuera, previamente embarrada de alguna crema que me hiciera sudar. Aunque no me lo crea, siento que sí ayudó a bajar, cuando menos el agua acumulada como toxina. Después, a Cristina Londoño, entonces productora del noticiero en fin de semana, se le ocurrió la peregrina idea de que deberíamos intentar sudar con bolsas de basura en todo el cuerpo. Sí, de las negras. Las tomábamos y le abríamos huecos para la cabeza y para los brazos. El negro como que no me gustaba, así que me refiné y opté por las de plástico que utilizan en la tintorería, que además de ser transparentes son delgaditas y le van a una requetebién.

Exactamente a los 20 minutos de ejercicio, aquello quedaba como si me hubiera echado encima un balde de agua. Hay quienes dicen que sólo es agua que el cuerpo pierde, que es perjudicial y que se repone inmediatamente; es decir, no son pulgadas del cuerpo que se pierden. No lo sé.

Mi propia creencia afirma que en medio de aquella cosa, el cuerpo también se limpia de toxinas, como en una especie de baño sauna en movimiento. Hacerlo o no es cuestión de evaluarlo cuidadosamente con base en la experiencia propia; en la mía me sentía muy bien. Algún efecto deben tener cuando venden esas bolsas de hule más grueso en tiendas y establecimientos serios.

8. A diferencia del gimnasio pagado, este tipo de ejercicio le permite salir "a su aire", es decir como se le venga en gana. ¿Le gusta la camiseta que le trajeron de unas vacaciones y que dice *I love Timbuktu*? Pues póngasela. Lo que debe de tener en cuenta no es el exterior, sino el interior. Más claro: un buen brassier deportivo que no le ponga las pechugas al rebote. Uno que dé firmeza. Los calcetines también son muy importantes. Así como en el invierno deben ayudar a guardar el calor, en el verano debe tener por lo menos un par de los más ligeros y que dejan salir el sudor. Cuando la combustión del cuerpo no tiene salida provoca cansancio y agitación, así que trate de estar lo más fresca posible. Use una gorrita que le permita ventilar el cabello y, sobre todo, protector solar en la cara. También es aconsejable evitar el ejercicio a la hora en que el sol está más fuerte porque el riesgo de insolación es mayor.

9. Mídase y registre su peso tal y como recomiendo en el capítulo que refiere cómo comenzar de verdad una dieta. Y, más importante aún: compre uno de esos calendarios para planificar actividades durante un mes y que muestran todos los días de éste en una sola página. Marque con negro los días en que hizo ejercicio, registre por cuánto tiempo y qué distancia recorrió. Señale con rojo aquellos donde falló y anote por qué. Verá qué bueno resulta para premiarle un esfuerzo constante o para advertir lo que está haciendo mal. Como todo en la vida, el negro le recordará lo bueno y el rojo, para que no se olvide, lo malo.

10. Personalmente prefiero hacer ejercicio sola. Cuando descubrí que es el único momento del día que verdaderamente estoy conmigo misma, aprendí a disfrutarlo, de manera que si usted siente lo mismo, no está mal. Pero hay ocasiones en que la situación es diferente. Si se ejercita de noche siempre será mejor salir acompañada. Contrario a

mí, hay muchísima gente que le gusta hacer ejercicio en pareja, pero recuerde que hacer ejercicio con las amigas no significa andar como en un paseo, porque entonces no sirve de nada, únicamente para respirar mejor.

11. Le falta técnica y no sabe cómo hacerlo, tampoco tiene dinero para pagar a un entrenador. No hay problema. En Estados Unidos, los diarios publican cada semana, a manera de servicio público, una lista de organizaciones de todo tipo, incluidas las deportivas; informan dónde se reúnen, los horarios y, lo más importante, no cuesta dinero, sólo ganas y esfuerzo para realizarlo.

12. ¿Dónde hacerlo? Cualquier sitio que usted sienta completamente seguro. Haga caso a su instinto. Si algo le causa temor, aléjese de inmediato. No utilice parques por la noche si anda sola. Yo, primero recorro el área en auto, luego trazo mentalmente el plan de ataque y así, cuando conozco la zona y comienzo a aburrirme del panorama urbano, solita me diseño otro recorrido. La seguridad es importantísima. Generalmente, los parques alrededor de las escuelas públicas en Estados Unidos tienen gran asistencia por las noches. He estado en varios así cuando voy a cubrir historias. Otra buena idea de seguridad por las noches la descubrió mi compadre Jerry Johnson, cuando era el camarógrafo con quien trabajaba en el bureau* de Texas: los centros comerciales o *malls*. En McAllen, el *mall* que está cercano a la salida para Hidalgo era nuestro favorito. Todos estos centros comerciales tienen gran extensión de terreno, están bien iluminados y tienen vigilancia.

¿Qué más se puede pedir? Usted es y será su propio límite y su propio horizonte, tal y como yo lo he hecho.

Corría 1994, Estados Unidos había intervenido Haití y yo estaba en Puerto Príncipe casi como corresponsal permanente. En medio de aquello, con los nervios, mi gordura había llegado a niveles desesperantes y no supe cómo, pero decidí que comenzaría a caminar ahí mismo. Así fue.

Aplicando todas las técnicas anteriores, decidí que la mañana era lo mejor. Revisé el recorrido y diariamente iba y venía, eso sí, por la zona que patrullaba el ejército norteamericano. Esto muestra que una vez tomada la decisión, querer es poder y eso no admite excusas. Si yo pude hacerlo en

*Corresponsalía de Univisión.

pleno Chiapas, México, durante los primeros días de la rebelión zapatista, en medio del toque de queda del ejército (que me tomaba por una loca) haciendo ejercicio, no creo que usted pueda elucubrar una excusa mayor que le autorice a fallar.

Sólo recuerde lo básico: usted es su propio límite y usted dicta las reglas. Sólo usted.

18. Agua de vida

¿Cómo termina uno después del ejercicio? Como náufrago en medio del mar, con agua alrededor, pero sin poder beberla. Es curioso, pero hay mucha gente que se me acerca con las actitudes más chistosas hacia una dieta. "Oiga, yo quiero bajar de peso pero, por favor, sin tener que tomar agua, es que no me entra bien; sí la tomo, pero muy poca." Mi respuesta siempre es la misma: "Mire usted, yo también quisiera ganarme la lotería sin comprar el boleto".

¿Se le hace una comparación descabellada? Déjeme decirle que no. Querer bajar de peso sin tomar agua es algo risible e imposible. Dietistas, entrenadores y cientos de recomendaciones publicitarias nos han metido y martillado la trillada frase de que sin agua no somos nada y que el cuerpo humano está formado en su gran mayoría por este líquido vital. Tienen razón.

Sí, ya sé que tomarse ese titipuchal de vasos de agua diarios —ocho por lo menos— le llena a uno hasta el alma, pero imagínese esto por favor: ¿qué pasaría si usted no se bañara por un largo tiempo y para no oler feo se rociara perfume?

Es lo mismo que siente su cuerpo y lo mismo que está haciendo usted si no se hidrata bebiendo H_2O diariamente. Si está en cualquier régimen (unos planes para adelgazar son más peligrosos que otros si no toma líquidos), sólo el agua sacará de su cuerpo todo lo que el hígado ha metabolizado, en su mayoría grasas y toxinas.

Hay que hacerlo pero, como dicen los cubanos en una frase muy suya que describe algo que cuesta trabajo: "No es fácil".

Por supuesto que no, pero si no se ha dado cuenta, tomar agua está de moda, tanto como está desterrado del paraíso terrenal el pobre camello de los cigarros que veíamos fumando en los anuncios hasta vestido de charro. Sus cargos son corrupción de chamacos que al verlo, pensaban que fumar era *cool* y le entraban al vicio. Para usar la palabra de moda, *cool,* basta ver a la gente con su botella de agua en mano. Lo hacen los artistas que salen retratados en periódicos y revistas, ¿por qué no lo va a hacer usted?

Por flojera y sólo por eso. Nada de "qué van a pensar de mí si llego cargando el botellón". Hoy en día tomar agua es tan fácil como divorciarse y volverse a casar el mismo día en el mismo juzgado.

La conciencia de salud que entró en Estados Unidos nos empuja a ser sanos, tanto como en el Renacimiento se pusieron a darle y darle a la pintura y la escultura; ya vio que bonito quedó todo. Lo único que tiene que hacer es pensar el cómo; la logística, diría el nuevo diccionario. Antes me daba mucha flojera buscar agua cuando era más fácil tomar un refresco donde fuera, también me aburría su sabor, pero fíjese como hablo en pasado: me daba.

Si abre bien los ojos, hay decenas de productos que nos pueden ayudar enormemente. Comience por conocer bien su entorno, es decir, los lugares donde pasa la mayor parte del día. ¿El auto o la oficina?

1. Si lo hace en la oficina, localice bien donde están los garrafones de agua o los bebederos.
2. Tenga sobre su escritorio un envase de plástico con tapa. Por favor, busque uno tan bonito que la motive a beberlo todo. Hoy en día, las botellas en que viene el agua son tan vistosas y los fabricantes se han dado cuenta del efecto que causan entre los que tenemos que tomarla, que parece pelea por ver quién diseña la más atractiva. Bueno, en esa comercialización está una de las claves. Busque la que tenga la abertura más grande pues generalmente es la más fácil de rellenar.

Ya pasé la etapa de entrar en cualquier lugar, desde establecimientos donde venden cosas deportivas hasta las tiendas de salud, y comprar toda clase de envases que luego no sé ni dónde poner. Si los uso, después de un tiempo enmohecen así que, finalmente, tengo una botella de agua comprada en el supermercado (que por supuesto me gustó), misma que lleno, relleno y traigo conmigo un par de días para después enviarla al cajón del reciclaje.

3. En los estantes donde encuentra los refrescos y el agua en el supermercado, si abre bien los ojos hallará más. Hay todo tipo de aguas, pero tiene que leer las etiquetas. Algunas esconden mucho sodio o azúcar. Revise, compre una botella pequeña de prueba y decida. Le huyo a todo lo que tiene carbonato y minerales gaseosos porque, en el proceso de limpieza, el cuerpo necesita el líquido como tal, incoloro y sin más ingredientes. Si quiere minerales, tome una pastilla de suplemento, pero mi recomendación es el agua simple.

Ahora viene la parte en que se confirma que las abuelas tenían razón. Ellas han usado por años algo que a nosotros nos metieron en el inconsciente sólo en caso de enfermedad o cuando se está lleno a más no poder luego de una comilona, y que es el té. Es *cool* después de una comida en un buen restaurante o en la casa donde saben lo que es el arte de invitar, que le ofrezcan —como hace mi amiga Bertha Cortés— en una caja de madera olorosa, bolsitas de té de todos colores y sabores.

Antes, con tomarlo de manzanilla uno se conformaba, pero el mundo se ha hecho geográficamente chiquito y en cualquier supermercado puede encontrarlos procedentes de lugares exóticos y lejanos. ¿Ha visto cuántos y qué sabrosos? Los estudios dicen que el té chino verde tiene gran cantidad de antioxidantes que nos previenen de enfermedades; yo, por si las dudas, me tomo uno, aunque mi preferido sigue siendo el de manzanilla, que ahora se vende combinado con anís estrella que evita los cólicos y desinflama al mismo tiempo; así como el de tila, que calma los nervios.

Últimamente, gracias a Bertha Cortés y a Laura Escandón me he aficionado a la manzanilla con miel deshidratada que viene de España. Nada más me avisan de la tienda que llegaron paquetes y salgo desesperada como si fuera a recoger una herencia.

En los últimos tiempos, el mundo del té se ha refinado y probablemente usted no se ha dado cuenta porque pasa de largo el estante donde los tienen a la hora de hacer compras. Deténgase un momento y revise, seguro que se sorprenderá. Ahora los encuentra embotellados como refresco, pero no creo en los que vienen en lata. Prefiero a la antigüita los de frasco de vidrio que siempre mantiene al té en buen estado.

Entonces...

4. Busque y pruebe los miles de sabores y marcas de té. Vienen de fresa, frambuesa, y todas las terminaciones "esa" que en inglés les llaman *berry* y que le dan *ese* sabor agridulzón tan sabroso.
5. ¿Lo suyo es andar de arriba para abajo todo el día en el auto? Más fácil todavía. Compre una neverita portátil (medianita, por favor) o, si se le pega la gana, aunque sea una de esas blancas que rechinan apenas arranca el coche y que acaba tirando a la basura por el ruidero que hace. Bueno, la que sea, para ser más clara. Traiga una dentro del auto y siempre con hielo, del verdadero o el que viene en bolsitas azules que congela y vuelve a congelar en el refrigerador. En su neverita móvil tenga a mano siempre botellas de agua o de té de refresco y manténgala siempre al alcance de la mano. Si ando sola, llevo la nevera en el asiento delantero, de forma que constantemente la veo y me recuerda seguir "dándole al agua".

Seguramente recuerda usted en su pueblo (y no se enoje, que digo pueblo para llamar cariñosamente al lugar donde nacimos o de donde somos). Al recordar al mío tengo muy grabada una imagen que constantemente me trae nostalgia, especialmente en estos años de dieta. Sentir a la distancia el olor mañanero de aquellas juguerías que hay en mi tierra y muchos lugares más. En realidad nunca me ocupé de saber si la palabra juguería existía o no en castellano. En Coatzacoalcos, Veracruz, "mi pueblito", lo único que importaba era llegar a un puesto de estos a tomar un licuado de frutas. Cuando éramos estudiantes, nuestro sitio favorito era el de "Chicho", a la orilla del río. Un letrero anunciaba textualmente *english spoken* y la broma favorita de la Chata Tubilla por poco nos convierte, a la hora de tomar jugos, en víctimas en lugar de victimarias. Chata llegaba y era la que ordenaba, pero antes pedía, textualmente: "Quiero que me atienda el de *english spoken, please*".

Por supuesto que el anunciado traductor nunca estaba y nos moríamos de la risa. Total, que dejamos de hacer la bromita el día que uno de los empleados, que se había hecho nuestro amigo y que se la pasaba pelando zanahorias y naranjas para los jugos (también se reía de lo lindo), nos advirtió que el hermano de "Chicho" —mejor conocido como "English Spoken"— cansado de las burlitas y de esconderse cada vez que nos veía llegar, había amenazado con vengarse la próxima vez escupiendo dentro del jugo que pidiéramos. "Guácalas, qué cochinada... aaaajj." Y ahí murió la cosa.

Nos espantamos tanto que por precaución fue hasta hace un par de años que volví a la juguería a la orilla del río.

Luego de este paréntesis folclórico, retomo el sermón del agua. La anécdota me ha servido para contarle cómo viví en el error de creer que los mexicanos teníamos la paternidad de las juguerías (en México, no sé por qué, la mayoría se llaman "La flor de Michoacán" sin ser franquicia) y los coatzacoalqueños nos creíamos dueños de las frutas que en nuestra tierra son dulces, tropicales y sabrosísimas. Afortunadamente para mi paladar, me equivoqué.

Con el paso de los años, al conocer Centro y Sudamérica, me di cuenta del error —que he disfrutado de lo lindo— cuando llego a Colombia, Venezuela, o el Perú —sólo por mencionar algunos— y en esas juguerías, como si hubiera estado perdida en el desierto, acabo con los de piña, melón, sandía, papaya (en cubano, fruta bomba, por favor) y qué sé yo de cuánto más. Lo exótico de nuestro vocabulario en el siglo XXI los ha convertido en *fat free*. ¿Ve qué razón tenía su mamá cuando antes de ir a la escuela le metía aquellos jugos y batidos?

"Anda, Fulanita, termínalo todo que te va a hacer bien."

Hoy sabemos que muchos, solos o combinados, son una perfecta fuente de energía y vitaminas sin grasa.

Me da risa ver también en la estilizada sección de helados, cómo anuncian un maravilloso postre de dieta, y no es otra cosa que un simple helado de agua y fruta. "¡Ah! —dirá usted— pero si en el pueblo esto era lo que comíamos a cada rato." Exactamente, es el mismo que cualquier heladero vende por las calles dentro de aquellas cubetas de madera, donde sal de grano y hielo lo resguardan de derretirse, pero sin la sofisticación del vocabulario moderno.

Así que ya lo sabe. O lo prepara usted misma, bien sencillo, batiendo pulpa de fruta con agua, añadiéndole azúcar de dieta y congelándolo para comerlo como helado, o lo deja en el refrigerador como refresco. Otra alternativa es comprarlo ya preparado, lo que tiene la desventaja de las sustancias para preservarlos y eso le quita lo natural.

Y qué me dice de las aguas con ingredientes naturales. Las mejores seguirán siendo las de limón. De acuerdo con mi abuelita doña Raquel, primero ponga el agua y el limón, y por último el azúcar de dieta para la limonada perfecta. Pero la reina de las dietas es la muy mexicana agua de jamaica, que en Estados Unidos llaman *hibiscus*. Esa sí que es en verdad diurética. Si no se acostumbra al sabor especial de la jamaica, algo con que los mexicanos casi nacemos, entonces opte por el melón, que es buenísimo para sacar líquido, al igual que la piña. Tenga cuidado con ambos ya que por la noche dan más problemas de hinchazón y gases que el beneficio diurético.

Finalmente, para dejarla lista a terminar este capítulo y salir corriendo al refrigerador a tomar agua, recuerde:

6. Los ocho vasos de agua, cantidad mínima que debemos tomar, equivalen a dos botellas de un litro. No haga trampas diciendo: "He tomado suficiente líquido entre agua, té, café y refrescos". Eso no cuenta. Agua es agua, no lo demás. Eso sólo le sirve de complemento. Amante de los ejemplos, imagine que su riñón e hígado, en medio del complicado proceso de disolver las grasas y de encontrar cómo sacarlas del sistema pues necesitan de su ayuda para hacer más fácil la tarea. Entonces, sólo agua clara, pues cualquier otro líquido en los primeros tiempos de una dieta, especialmente los que vienen con color, refrescos, té, etcétera, les ponen en la tarea extra de procesar el tinte que les añadieron para hacerlos atractivos. Después de un refresco, el pobre riñón luce de ese color. ¿No lo imaginaba verdad?

Es mejor por un tiempo lo incoloro. Ésta es una de las razones para las dietas blandas de enfermos o previas a estudios especiales: los médicos exigen que se coman únicamente cosas claras.

Cuando Fabio ve como traigo lleno el carro con la hielera y envases de agua para repuesto, su comentario favorito es que no necesito carro sino un camión de carga para transportarme. Yo me río.

¿Se ve feo? Está bien, pero piense que la meta principal, al margen de la pérdida de peso, es garantizar el buen funcionamiento del hígado y los riñones, son los únicos que tiene; por presunción y flojera no vamos a parar en la lista de candidatos al trasplante. La única forma de evitarlo es el agua y sólo el agua que, además de todo, será lo que le quitará el peso.

Repita hasta convencerse: "Tengo que tomar tanta agua como si estuviera en medio del diluvio universal y no hubiera más".

19. Adrianna

Ésta es la historia de una niña que no nació obesa; por el contrario, era flaquita hasta los cinco años, con enormes ojos negros. Rodeada de una abuela sobreprotectora para quien fue el centro de su vida, Adrianna creció justo en la línea donde la madre decía y la abuela disponía.

—Mamá, por favor, no le des tanta comida.

—Yo sé lo que hago, a su edad tú eras flaca y enfermiza. Comida significa cariño y nada más.

Leche en lugar de agua. Dulces, chocolates, refrescos, postres y antojitos para suplir la ausencia de la madre que siempre trabajaba.

A los siete años comenzó a defenderse como pudo. Cansada de las burlas de otros niños, por poco termina con dos de sus primos. En medio de un juego, éstos comenzaron a llamarla elefante. Adrianna, pacientemente, soportó y esperó que llegara la hora de la siesta. Cuando los vio dormidos, sin más, les cayó encima, casi asfixiándolos.

—¿Por qué hiciste eso? ¿Por qué, Adriannita? —preguntaba la madre.

—Para que sintieran que en verdad un elefante los estaba pisando.

—No importa lo que digan... Es sana y grande —repetía la abuela años después, al verla salir de la escuela primaria enfundada en un vestido talla 34 de adulto, con apenas 12 años.

Cuando la madre pudo al fin tomar el control de la niña, comenzó el calvario de las dietas: primero por la edad, sólo de carbohidratos, después de calorías. Luego vinieron las pastillas y los estudios médicos de todo tipo.

Todo un calvario para ambas. Para la madre, de resistir una y mil veces las gastadas frases compasivas:

—¡Ay! ¿Por qué se ha puesto tan gorda?

—¡Ay! ¿Por qué no la pones a dieta?

—¡Ay! ¿Por qué no vigilas lo que come?

Fueron años de excusas, lágrimas, pleitos y súplicas. "No te preocupes, mamá, la báscula puede marcar lo que quiera que yo sé disimularlo bien. Todos me aceptan así. Acéptame tú también, no trates de cambiarme. Así soy feliz."

Feliz hasta el día —25 años más tarde— en que los kilos pesaron más que todos los esfuerzos y sólo pudo decir: "Qué razón tenías, mamá".

Yo soy esa madre. Adrianna es mi hija mayor. Y me dio permiso de contar nuestra historia porque puede ayudar a muchas Adriannas que han vivido el infierno de los kilos a cuestas.

Yo sé lo que es vivir con el dolor de verla engordar más allá de cualquier presunción. Ver su cuerpo cambiar sin remedio, deformándose y encontrarme con su muralla de palabras sueltas.

—Adri, hija, piensa en la grasa alrededor de tus pulmones, de tú corazón.

—Yo sé, mamá, yo sé.

Ella tenía 12 años cuando comenzamos juntas las dietas y con ellas el círculo vicioso del engaño. Comida especial en la casa, pero todo lo demás a escondidas en la escuela y en la calle. Zapatos ortopédicos para ayudar a los arcos de sus pies, caídos por el sobrepeso que sostenían. Ejercicio que siempre encontraba una excusa para dejar a un lado. Amigos que la cubrían, y cómplices de todas las edades. Primero chiquitos, como ella, después medianos y más tarde grandes a medida que fue creciendo, pero que, con una y otra maña, hacían lo mismo: asaltar el refrigerador.

Adrianna había heredado de mí el hábito por comer, y comer bien. A los 12 años era ya una famosa cocinera. Y cuando había invitados era común escuchar: "Que Adriannita nos haga milanesas y su ensalada de lechuga". Y hasta el día de hoy son las mejores milanesas y la mejor ensalada de lechuga que alguna vez he comido.

Mis rezos y mi esfuerzo dieron sin embargo algunos periodos de paz, donde la dieta estricta la dejó tan bonita como nació. Sus ojos grandes, más grandes, su cara delgada, y yo, escuchando consejos que dolían y que terminé odiando:

122

—¿Ves? Te lo dije, hacía falta que metieras la mano.

—No te preocupes, ahora con la presunción de los novios no le quedará de otra y seguirá así.

Pues no, el pronóstico falló. Pasó la euforia de la dieta y a pesar de eso siguieron llegando los muchachos, unos gordos, otros flacos, pero ella continuaba aumentando kilos sin que esto le alejara pretendientes. Su carácter, capaz de inventar cualquier ocurrencia célebre, borraba cualquier cosa. "¿Ves mamá? Así les gusto, cuántas hay que son flacas y no encuentran ni quién les diga salud cuando estornudan, y mira, a mí no me faltan."

Y era cierto. Mientras más gordita, más guapos la rodeaban. Nunca la vi avergonzada de su cuerpo. Nunca. Nunca la escuché renegar de no hallar ropa de moda para su talla que sólo podía comprar en tiendas para gente obesa.

El color negro parecía en ella un hábito que vestía a diario, como pagando una penitencia. Pero el negro le quedaba de lo mejor y, más aún cuando, conociendo perfectamente lo que quería, con cualquier accesorio y con esa cara lograba verse no sólo bien, sino bonita.

Cuando Adrianna cumplió la mayoría de edad todo fue más difícil, difícil para mí y difícil para su hermana menor.

No hubo ayuda que funcionara, ni ofrecerle liposucciones a cambio de 10 o 15 libras menos, ni pagar cuanto tratamiento se inventaba. Por temporadas ignoraba cualquier propuesta que le hiciera. Le retiraba el habla a quien intentara sugerir algo que la obligara a cambiar. "Mamá, ¿no te das cuenta que yo no quiero vivir como tú, siempre a dieta?"

Después, ella solita aceptaba. Todos alrededor pretendíamos no saber nada hasta que ella misma nos dejara tocar el tema. Sin embargo, su extraordinaria fuerza de voluntad salía por ella para sacar la cabeza fuera del agua. Fue el eterno "yo-yo"; subir y bajar. Una, otra y muchas veces. Tantas, que perdimos la cuenta.

Era verla intentarlo, tener esperanzas y más tarde perderlas al descubrir que había vuelto a lo mismo, cada vez peor en la cuenta de libras en su cuerpo.

Antonietta y yo hubiéramos querido su receta personal para que lo que lastimaba resbalara, pero no podíamos e inevitablemente escuchábamos el murmullo: "Mira lo que son las cosas; ella siempre a dieta, la hija chiquita flaca y la hija mayor gorda".

Ambas aprendimos a ignorar lo que a nuestras espaldas se refería a Adrianna. Pero no fue fácil.

El consejo de un psicólogo nos hizo entender las dos reglas de oro: "Hay una edad donde los hijos y sólo ellos, deciden cuál es el rumbo que quieren en su vida. Nadie ni nada pueden cambiar a una persona que no quiere hacerlo."

Por eso aprendimos a aceptarla y amarla tal y como ella quiere ser; también a contestar a los imprudentes: "Sí, señor; sí, señora, yo vivo a dieta pero eso no significa que mi hija quiera estarlo y así lo hemos aceptado".

Sé de cientos de madres que están en mi caso y a quienes asaltan las mismas dudas, los mismos complejos de culpa, y no hay nada que públicamente nos enseñe a superar esto. Es parte de los tabús. Quizá mi propia experiencia le sirva de algo:

1. No se quede callada. Conteste y defienda sin miedo cuando hablen del sobrepeso de su hijo.
2. Que no la lastime la palabra "gorda". Enséñele lo mismo a él o a ella.
3. No se avergüence de su condición. Diga a quien le pregunte: "Sí, yo soy mamá de un niño o una niña, de un muchacho o de una muchacha gordita. Fulanito o Zutanita son mis hijos y estoy orgullosa de ellos tal y como son". Recuerde que a nadie le puede doler un hijo más que a quien le dio la vida, y que todos lo sepan.
4. ¿Su hijo o hija pasan un periodo de rebeldía por el sobrepeso? ¿No sigue el tratamiento? ¿Come a escondidas? ¿Le miente y no quiere que usted lo vigile como policía? Dígale esto, sin importar si es en medio de un pleito o de una plática, que el efecto será el mismo: "Hasta el día que me muera y hasta el día que tú mueras vamos a ser madre e hija; hasta ese día seguiré luchando por ti, porque te quiero".
5. Si son pequeños, hasta terminar la escuela elemental o básica esté pendiente de los cambios de conducta. Monitoree la situación que su hijo vive en el salón de clases. Hable con sus maestros del problema. Recuerde que no hay daño más grande a un niño que la crueldad de otro, y en la escuela los gorditos son blanco fácil.
6. Borre las culpas ajenas. En nuestro caso, mi mamá no hizo nada malo a propósito; únicamente la crió como se acostumbraba en otros tiempos y, además, eso no se puede remediar. No se eche culpas gratuitamente. Causa de culpa sería si ignora el problema por comodidad o con cualquier excusa. En esto no existe el "no tengo tiempo" o "esto pasa porque es gordita o gordito como su padre". Los hijos son nuestra responsabilidad.

7. Como madre, haga lo posible y lo imposible por mejorar la condición del problema. No deje que el "pude haber hecho esto" la atormente y la única forma de lograrlo es agotar las posibilidades de tratamientos médicos. La obesidad es una enfermedad con diversos orígenes pero, enfermedad al fin, que se controla con la supervisión del especialista y con dieta.

8. Conviértase en cocinera-química y malabarista. Más claro: haga platos de dieta que no se vean como tales. Si los primeros días son de batidos, póngales fruta, hielo, sírvalos en un vaso bonito. Si son frutas, evítele la flojera de prepararlas, lo que la pone en riesgo de no comerlas. Corte y guarde la fruta en bolsas de plástico (de las que cierran y abren) y téngalas a mano en el refrigerador. Recuerde que las primeras tres semanas son cruciales para triunfar. Invente comidas con poca grasa. El dinero no es pretexto: su más grande recurso es la imaginación y las ganas de ayudar a los suyos. (Vea algunas de mis recetas y experimente con las suyas.)

9. No deje nunca de destacar cada onza, cada libra, cada kilo de menos. Hágale saber hasta el cansancio: "Estoy orgullosa de ti, sigue, sigue, que estoy contigo". Cuente la historia a familiares y amigos y hágalos miembros del selecto Club de Apoyo.

10. Si usted siente que no puede lidiar con la situación, por ejemplo: por más que intenta se avergüenza de la gordura de su hijo, busque ayuda psicológica. No dude ni un momento en hacerlo. Recuerde que usted marcará la pauta a seguir en la familia; si usted está bien los demás estarán bien.

11. Que no la venza el tiempo. Ésta es una enfermedad a largo plazo donde los medicamentos recetados pueden tomarse por años y años, tal y como ocurre con un diabético. Discuta eso ampliamente con el médico.

12. Hable con el resto de la familia, el padre, los abuelos, los hermanos, investigue cómo se sienten, proporcione recursos para que no los lastimen, entienda que ellos también han cargado un sobrepeso emocional. Hágalos partícipes de la tarea de triunfar en contra de la báscula.

13. Los amigos que rodean a su hijo o su hija tienen que ser sus aliados. Explíqueles que estar a dieta no es una moda, que es algo necesario para la salud y que ellos van a jugar un papel importante en lograr la meta. Pídales que le ayuden en esto y, de acuerdo con la situación,

explíqueles cómo pueden hacerlo. Que eviten los lugares de tentación, sobre todo al principio de un tratamiento; que lo ayuden a evitar los refrescos, la comida rápida, los dulces a toda hora y usted sugerirá qué más.

Y, lo más importante de nuestra experiencia con Adrianna... Un día me dijo: "¡Ay, mami! Si me hubieras puesto en el banco todo el dinero que has gastado en mis dietas, tratamientos, y ropa para cada etapa de gordura, sería rica..."

Esto, en su lenguaje significaba: "Mamá, has hecho todo lo que has podido".

Que su hijo o su hija —como la mía— estén seguros de que en esta batalla, sea cual fuere el resultado, no han estado solos. Ni lo van a estar.

20. No ayude a la obesidad, por favor

La imagen de Anne Marie Martínez nos dolió a todos. Aquella niñita de tres años que parecía de seis y que pesaba 120 libras (unos 55 kilos), lloraba desesperada aquel día en que las autoridades de protección al menor la sacaron de casa de sus padres en Albuquerque, Nuevo México. La gordura de Anne Marie no le permitía caminar y para respirar por las noches tenían que ponerle oxígeno.

Seguramente usted recordará cuando Adela y Miguel Martínez, sus padres, vieron con impotencia que las autoridades se llevaban a la niña bajo cargos de abuso infantil por negligencia al no observar cuidadosamente la dieta que los pediatras habían prescrito y que permitía sólo 550 calorías por día. "Nadie comprende que esta niña tiene más tiempo yendo con doctores que jugando."

En realidad, para Anne Marie el calvario comenzó a los pocos meses de nacer. Su cuerpo crecía y los médicos aducían que era por el exceso de comida que le daban en casa. Análisis y más análisis no mostraban nada anormal en el sistema de la niñita. Para los médicos del Hospital Presbiteriano de Albuquerque la situación llegó a ser tan peligrosa que los llevó a pedir a un juez estatal la suspensión temporal de la custodia paterna de modo que Anne Marie fuera puesta en un hogar sustituto. Y así sucedió.

Sin embargo, la batalla legal de Adela y Miguel, quienes podían visitar a su hija en el hogar sustituto a determinadas horas y días, y para quienes el fin de cada visita les rompía el corazón con las lágrimas de quien no entendía lo que pasaba a su alrededor, les llevó a investigar hasta encontrar el origen del problema.

"Es algo genético que hace que su cerebro le ordene comer y comer aunque no tenga hambre. Cuando ellos nos la quitaron dijeron que le dábamos de más y que la niña abría el refrigerador y comía de todo. Mentiras, la niña nunca se arrimaba al refrigerador."

Con opiniones médicas divididas sobre el agente genético, casi tres meses después de que les fuera arrebatada temporalmente, los Martínez, en un arreglo fuera de la corte donde no se les hizo responsables de la gordura de la niña, finalmente recuperaron su custodia. De acuerdo con los documentos legales, Anne Marie regresó a casa caminando y con 23 libras menos, es decir, con 97 libras de peso. Las autoridades dijeron que esto se debió a los cuidados y a la dieta que obedecieron los custodios temporales. Miguel, el padre, furioso les desmintió.

"Ellos pueden decir lo que quieran, pero saben que no es cierto, que la niña regresó con más de 100 libras, pero no se nos ocurrió pesarla. Con nosotros también ha bajado de peso y gracias a nuestro apoyo y a su sufrimiento, pues come muy poquito."

Hoy Anne Marie y sus padres siguen juntos a pesar de un temor fundado: que cualquier aumento en el peso haga a las autoridades quitárselas otra vez.

El caso de Anne Marie es único y abrió los ojos ante otro problema que va en aumento. La gordura infantil en Estados Unidos y la gordura de nuestros niños hispanos.

Para la mayoría, lo grave está en vivir y crecer en medio de una tecnología que cada día les quita la oportunidad de entender que la diversión no es pasar horas y horas frente a un televisor y que la comida chatarra es un complemento, no un alimento, ni básico ni diario. Hoy los niños son sedentarios.

Yuyita, mi cuñada, quien se reconoce "gordita crónica", conoce el problema de forma directa. Ella es maestra de educación elemental o básica. "Entre los maestros, a menudo platicamos sobre la falta de motivación para el ejercicio entre los niños, básicamente porque a muchos padres, con la vida ocupada casi las 24 horas, les resulta más fácil darles un juego electrónico para que se entretengan, que forzarlos a salir y hacer deporte al aire libre. Los niños obesos viven un círculo vicioso, no les gusta el ejercicio y buscan pretextos para no hacerlo. Eso no es culpa de las escuelas; el gobierno hace un gran esfuerzo para que los menús del almuerzo infantil sean lo más sanos posibles, pero ¿qué es lo que pasa cuando los niños salen de casa? Esperando a que lleguen los padres del trabajo, comen lo primero que encuentran, generalmente, comida chatarra."

Y lo primero son carbohidratos refinados, grasas y azúcares. Usted dirá: "¿Cómo hacerle cuando tengo que trabajar para completar el presupuesto, llego muerta de cansancio y todavía tengo que cocinar?" Es complicado sí, pero no imposible.

En el capítulo anterior le conté de mi experiencia con mi hija Adrianna. Tome de ahí lo que quiera, que esos son consejos para lidiar con la situación psicológica y algunos para salir adelante en la dieta. Para no fomentar la gordura puede mezclar unos con otros.

a) Utilice el sistema de percibir al refrigerador como la caja blanca que también puede convertirse en el enemigo de los suyos. Llénela de gelatinas, jamón, pavo y salchichas para *hot dog* con calorías reducidas. Para eso tendrá que leer con cuidado las etiquetas; recuerde que se trata de vivir con el enemigo.

b) Tenga a la mano bebidas de frutas naturales para que, poco a poco, reduzcan el consumo de refrescos endulzados con azúcar refinada que engorda tanto. Que no falte el agua fría en su refrigerador; siempre será más atractiva que el agua al tiempo.

c) Haga conciencia en los suyos sobre la forma en que nos debemos alimentar. Explíqueles que una buena alimentación comprende las proteínas, las grasas y los carbohidratos, sobre todo, que los postres son deliciosos, pero no la comida principal. Que no falten en su casa frutas maduras, en bolsitas de plástico que cierran y abren; póngalas de manera que siempre puedan alcanzarlas.

d) Vigile los dulces, chocolates, pasteles, panes y postres que comen sus hijos. Es conveniente darse cuenta de la cantidad que ingieren para controlar el número de calorías que les están dañando y, especialmente, observe si hay algo en su interior que pudiera estar modificando sus hábitos alimenticios. Una cosa es el mal hábito y otra la necesidad de comer sólo porque sí.

e) Hágalos revisar metódicamente por su médico o pediatra. Pídale consejo, una dieta o que lo refiera a un nutriólogo infantil. Sin embargo, a menos que los casos sean severos, los niños no deben tomar pastillas supresoras de apetito antes de los 12 años, pero le repito, eso depende de la situación, que deberá ser evaluada en forma cuidadosa y profesional.

f) Asegúrese de proporcionarles un buen complejo vitamínico diariamente y que éste no les provoque más hambre.

g) Usted misma puede hacer una evaluación genealógica para prevenir problemas. Es fácil, únicamente requiere de tiempo para preguntar entre la familia. Investigue no sólo a los parientes gordos, también la presencia de diabetes en abuelos y en tíos; recuerde que una causa de obesidad entre los hispanos es genética, de manera que nadie sabe cuál es la causa de que en un momento determinado el organismo se dispare produciendo el descontrol y la gordura.

h) Abra bien los ojos, sí, pero no para criticar sino para detectar cualquier cambio temprano en el físico de los suyos. Revise cómo les queda la ropa, los zapatos. Preste especial atención a los pies. El sobrepeso los deforma porque no están diseñados para cargar con el exceso, de manera que es lo primero que debe atacar. No se autocensure diciendo: "es igualita a mi suegra, a mi marido o a mí". Aunque así sea, recuerde que como padres tenemos la obligación de luchar por modificar no sólo los hábitos, sino un destino plagado de sacrificios.

i) Cuando vea a un niño obeso, por favor, cierre bien la boca para que no le suceda el pasaje que el otro día Adrianna, mi hija mayor, me recordó: "Estábamos tú y yo pagando en la caja del supermercado, yo te ayudaba a poner las cosas y de pronto, detrás de nosotras, escuchamos a una mujer que a gritos regañaba a su hijita de unos cinco años. La niña le pedía que le comprara algo. *Te dije que no y obedece; si no lo haces Dios te va a castigar poniéndote tan gordota como la niña que está ahí con su mamá...*" Como de rayo dejé las mercancías, sin importarme dónde estaba, ni qué iban a pensar de mí, injerté en pantera y me paré frente al carrito de la mujer que se quedó petrificada al verme: "Señora, Dios no castiga a nadie engordándola como usted acaba de referirse a mi hija. Cuando Dios quiere castigar a alguien le pone una boca tan grande de la que sólo salen estupideces, como las que dice usted".

En otras palabras y poniéndolo en síntesis: para no fomentar la gordura es importante abrir los ojos y cerrar la boca. Pero cerrarla bien.

21. *Piedad, piedad para el que sufre*

Ojalá y usted hubiera estado conmigo aquel día, cuando estuve frente a un grupo muy especial en el Hospital Baptist* de Miami. Eran hombres y mujeres compartiendo la misma desgracia. "Sueño con que alguna vez en la vida yo pueda caminar por un sitio sin ver que se ríen de mí como si fuera un chiste; sin tener que apurar el paso para irme y no sentirme más mal porque soy gorda."

Era diciembre del año 2000 y, junto con la productora Beatriz Guerra, hacíamos el reportaje sobre la cirugía reductiva del estómago, el último recurso que tienen los pacientes de la llamada obesidad mórbida —el exceso de peso sin control— antes de dejarse morir entre problemas físicos como diabetes, corazón, pulmón, deformaciones en los huesos de pies y rodillas, y falta de aire para respirar. De todos ellos, Marilyn Sánchez me llamó la atención. Tenía una cara bella y parecía estar en guardia esperando un ataque. "He tomado la decisión de someterme a una cirugía tan drástica que me deje el estómago del tamaño de una pelota de golf, de manera que mi cuerpo pueda salir de éste en el que me encuentro trabada. Sólo así voy a ser una persona completa y con 100 libras menos voy a poder ser como mucha gente dice, una mujer normal, como cualquiera."

Alrededor de nosotros, seis más le daban apoyo. Es uno de los cientos de grupos de pacientes que se han operado el estómago en Estados Unidos, para quienes cualquiera, como usted o como yo, equivale a un asesino

* Bautista, en inglés.

131

escondido en el sitio donde menos se pueda imaginar y al que se debe esperar para propinarle un "tiro verbal".

Mientras preparábamos el reportaje anduvimos buscando por todas partes a quienes aceptaran dar su testimonio frente a la cámara. Así fue que encontramos a Arturo Rodríguez, cantante del conjunto mexicano Guardianes del Amor. Aceptó hablar porque su caso era diferente por tratarse de una figura pública. Al verlo se me dificultaba pensar que este hombre hace poco más de un año pesaba más de 200 libras. Con la boca abierta escuché su relato.

"Si yo creía que había sufrido en la primaria y la secundaria donde los gordos éramos la burla de todos, me había equivocado. Cada día de adulto fue, hasta antes de mi operación, un martirio. Siendo cantante y teniendo que viajar para las presentaciones, odiaba como nada subirme a un avión. La gente no sabe lo que uno vive con los cuerpos deformes por la gordura incontrolable. En un vuelo, por ejemplo, al sentarse al lado de un flaco, de la gente que se cree 'normal', voltean a verlo a uno como si apestara o fuera de otro planeta. Sus miradas son palabras que de inmediato nos hacen saber que molestamos, que con nuestro cuerpo les hacemos sentir mal, que estorbamos e invadimos su espacio como si lo hiciéramos por puro gusto. Y lo peor viene cuando esa persona pide que le cambien el lugar porque está incomodo."

Mientras Arturo narraba lo anterior frente a la cámara de televisión, las lágrimas comenzaron a resbalarle por el rostro.

"Como gordo aguanté lo indecible: las humillaciones, las miradas morbosas que me revisaban cuando entraba a un sitio, las risas de la gente cuando al tratar de sentarme en un restaurante con sillas de plástico, éstas se doblaban por mi peso. En más de una ocasión las rompí mientras la gente a mi alrededor reía a carcajadas con lo que le pasaba al gordo."

Arturo estaba hablando de algo que ni a usted ni a mí nos es ajeno. Estar sentado dentro de un avión y, conforme se va llenando, ver al que será su vecino de asiento y pensar: "¿Por qué siempre me toca la mala suerte de que pongan a un gordo al lado? ¿Qué no los pueden poner en otra parte?"

Esas palabras de alguien más o menos mesurado acaban con estos seres indefensos que viven un purgatorio terrenal sin saber por qué. Era lo mismo que Arturo se preguntaba día con día. Su operación ayudó a decenas que, gracias a él, han visto un camino abierto.

"Simplemente no paraba de comer. Éste era mi menú de un día normal:

"*Desayuno*: un revoltillo hecho con 12 huevos y medio kilo de papas cocidas, una barra completa de pan con mantequilla y medio galón de leche.

"*Almuerzo*: un pollo entero con una bolsa de papas de las familiares, unos ocho refrescos de lata y un galón de helado como postre.

"*Cena*: una caja completa de cereal con un galón de leche.

"Llegué a pesar 450 libras y sabía que de seguir así no viviría mucho tiempo. Ya no encontraba ropa en ninguna tienda, pues rebasaba la talla 66 en pantalón. A los 30 años era fácil adivinar que no tendría una larga vida."

¿Imagina la desesperación que lleva a un ser humano a cerrarse parte del estómago e intestinos? Debe ser terrible para que todos ellos, hombres y mujeres (cada día más jóvenes) no tengan otro recurso que ponerse en manos de cirujanos estudiosos quienes, en pocas palabras, rediseñan el sistema estomacal completo. El doctor Verdeja de Miami, uno de los cirujanos que más operaciones de este tipo ha hecho, me contaba que el procedimiento equivale a volver a hacer toda la plomería de una casa. Colocan válvulas que inhabilitan más de las tres cuartas partes del estómago de manera que crean una bolsa en su interior, del tamaño de una pelota de golf aproximadamente. Es por esto que en los meses que siguen a la operación sólo pueden beber ocho onzas de jugo cada vez que sienten hambre. Por eso, la mayoría de ellos, que comían como lo hacía el cantante Arturo Rodríguez , despiertan de la operación angustiados. "Cuando salí de la anestesia y vi que estaba vivo y que me dieron aquel vasito de jugo, luego de comer como lo hice todos los años de mi vida, me entró la desesperación. ¿Qué hice? Creo que la 'regué'. Pero ésas fueron sólo las primeras dos semanas, porque junto al drástico cambio de la forma de comer, no hay que olvidar el dolor por la cicatriz y todo lo que nos movieron dentro. Uno se siente confundido. Cuando pasó un poco el dolor también, poco a poco, comencé a recuperarme; volví a nacer."

De todas las personas que entrevisté para el reportaje sobre las gastroplastias para *Aquí y Ahora,* ¿sabe usted cuál fue la razón que los llevó a tomar la decisión de reducirse el estómago? Si pensó que fue el miedo a morir de gordos, se equivocó. Fuimos usted o yo.

Esa conjunción desastrosa de: yo insulto a un gordo, tú insultas a un gordo, nosotros insultamos gordos… y ellos, preguntándose ¿por qué no nos dejan un pedazo de mundo para vivir en paz? Marilyn Sánchez también lloraba al hablar de su vida diaria.

"Nadie del mundo real sabe lo que es ir caminando y sorprender a la gente en el momento de la miradita burlona hacia la 'gorda', que soy yo, y tener que agachar la cabeza y seguir pa'delante. Nadie. Y muy pocos entienden que no decidimos ser gordos pero que sentimos."

De reojo veía a Bea Guerra, una mujer tan flaca como piadosa, que estaba llorando con los relatos.

"Le pido a Dios fuerzas para entender que después de la operación, el plato para comer ya no será del tamaño que usan los demás. Nunca. Aprenderé a usar el chiquito, el de la taza de café. Le pido a Dios que mi cerebro acepte que sólo podré comer dos cucharadas de arroz, carne o cualquier cosa; sólo dos cucharadas, pero todo eso antes de seguir en tal infierno."

Cuando salimos del Hospital Baptist no pudimos hablar de otra cosa que no fuera el sufrimiento de estos seres humanos. Esa noche me prometí que en algún apartado del presente libro le iba a hablar a usted de todo esto. Quizá entre nosotros podamos ayudar a que ese mundo duro en el que ellos están encerrados sea, cuando menos, un poquito más fácil.

Probablemente usted piense: "No, yo no insulto a nadie". A ver, haga memoria; acaso nunca ha dicho a otra persona: "Mira a tu derecha y vas a ver qué clase de gordo está sentado al lado". Exactamente a eso se referían todos los pacientes, a las burlas de los demás.

La próxima vez que se encuentre en un restaurante y vea a una persona obesa no lo mire como si fuera animal de circo. No se burle de él o ella. Usted no tiene derecho a comprarle a la vida un boleto para la función de agredir a una persona con kilos de más; en ningún lugar deberían vender esas entradas que solamente existen dentro de la mezquindad de algunos.

Si no lo quiere hacer por buena gente, hágalo por miedo. ¿Sabe por qué? Porque nadie, absolutamente nadie, está libre de que la obesidad le ataque a un hijo, un hermano, un nieto, que después padezca el dolor de aguantar ese infierno que ellos no entienden, como tampoco saben cómo es que están ahí.

No he vuelto a saber de Marilyn Sánchez, pero ninguno de ellos fue para mí un reportaje archivado; no podría, porque no olvido aquella cara que se dulcificaba pensando en su futuro después de la operación como si ésta fuera el deseo que cumpliría Aladino, el de la lámpara maravillosa.

"Yo no sueño con ser rica o poderosa, no. Sueño con cosas sencillas: entrar a una tienda de gente normal, comprarme ropa que me quede y salir sin que nunca más nadie a mi lado pregunte: ¿Qué hace esa gorda aquí?

22. El juego de Juan Pirulero

Silvia Rosabal-Ley, subdirectora de *Noticias Univisión* abrió los ojos. Ahí estaba yo con mi veracruzana humanidad, notablemente reducida, contándole que estaba terminando este libro.

—Coyins —no está mal escrito, así me llama—, ¿cómo que escribes un libro de dietas?

Silvia, una mujer mesurada en sus reacciones, lucía preocupada. Más que productora de eventos especiales de noticias como elecciones presidenciales, convenciones políticas, tomas de posesión y tragedias, lidia directamente con los asuntos especiales de los noticieros. Luego de conocerla por años, sabía que su primera reacción de productora de las buenas, era protegerme de algo malo. No sé, quizá la pobre me imaginaba vestida con bata blanca, espejuelos y enflacando gordos a diestra y siniestra.

Mi carcajada probablemente la sacó de su asombro. "¿Por qué no?"

—Coyins, Coyins, porque quizá alguien quiera pasarse de listo alegando que estás actuando como doctora o nutrióloga y tú eres periodista.

—No te preocupes, mi hermana, que esta vez nadie negará la autoridad que tengo en la materia; no me la dio ninguna profesión, sino la gordura y nuestros televidentes. No te espantes, el libro, en realidad, además de ser un relato en grande de la gorda crónica que soy y que está consciente de que no dejará de serlo en la mente, es la respuesta a cientos de cartas del auditorio que me pide narrar las experiencias, buenas y malas, después de que son pocos los que han pasado por tanto en aras de adelgazar y están

135

dispuestos a hablar en público de eso. Pocos han ganado y perdido peso frente a una cámara de televisión como me sucedió a mí.

—¡Ahhh! Eso es distinto.

Silvia comenzó a recobrar poco a poco el aliento y su rostro analítico comenzó a cambiar como cuando decide un reportaje de investigación de un asunto delicado para *Aquí y Ahora*.

Pasé un buen rato contándole. Paulatinamente ella llegó no sólo a la risa, sino al gusto del bueno cuando terminé la alocución dietística.

Le cuento esto porque, exactamente como con ella, no quiero que usted me malinterprete. Quise dejar la anécdota precisamente para este capítulo porque en estas páginas encontrará las dietas más populares que ha escuchado.

Quizás habrá hecho alguna, quizás alguien —como a mí— se la recomendó. Eso sí, estoy segura de que fue en una hoja a máquina tipografiada por algún miembro distinguido de la Cofradía de la Gordura que muchas veces se siente obligado a redimir al que se deje. Las comento aquí por si les sirven de algo, basada únicamente en mi experiencia.

Soy muy clara en decirle que las dietas son algo para probar siempre y cuando el laboratorio se encuentre bien. Con esto quiero decirle, fíjese bien: use el sentido común antes que nada.

No vaya a intentar ninguna dieta sin antes consultar a su médico tanto con respecto a la dieta como sobre el estado de salud en que usted se encuentra, así como la conveniencia para su caso en particular.

Las dietas no son mías. De ninguna manera estoy tomando paternidad alguna sobre ellas; sabrá Dios quién las habrá hecho. Pero son tan públicas como el juego aquel de Juan Pirulero, "que cada cual arregle su juego". Han corrido de mano en mano y prácticamente son de todos. Cada quién su dieta.

Digo y repito: después de haber tomado una decisión y de escoger la que le convenga, vuelva a usar su sentido común.

Aquí las tiene, y donde encuentre los asteriscos (***) eso quiere decir que si es receta la encontrará en el capítulo 24, y si dice sopa de verdura o vegetales, es la sopa con la que comienza este desfile.

LA FAMOSA DIETA DE LA SOPA DE COL

Bernardette Pardo, periodista de radio y televisión de Miami, ferviente miembro de la Cofradía de la Gordura, la hizo popular entre su auditorio. Se hace durante una semana siempre y cuando la salud lo permita.

Puede tomar la sopa cuantas veces quiera en el día. Es una sopa diurética, perderá líquidos y minerales por lo que se recomienda se tome también un suplemento vitamínico.

Es todo lo que se come en el desayuno, comida y cena, y por supuesto complementado con muchísima agua, por lo menos 10 vasos.

Ingredientes
6 cebollas grandes
2 pimientos verdes
1 apio sin hojas
1 repollo o col grande
Hongos frescos (dos cajas pequeñas)
3 o 4 calabacitas
2 cubitos de caldo de pollo
2 cubitos de caldo de verduras
Procedimiento
Corte los vegetales finitos. Las cebollas, a lo largo en rodajas delgaditas. Cubra todo con agua y agregue los cubitos de caldo de pollo y verdura. Cocine a fuego fuerte hasta que hierva. Luego baje la flama y deje hirviendo hasta que los vegetales estén cocidos.

VARIANTE DE LA SOPA DE COL COMBINADA

Como bien lo dice su nombre, ésta es una variante de la famosísima sopa de col, es la misma receta para la sopa. Dura exactamente siete días y combina los alimentos que se describen y que se toman en el desayuno, comida y cena, así como para "picar" a cualquier hora.

La sopa tiene que comerse por lo menos una vez al día y es una dieta que, si su médico lo autoriza, debe hacerse cuando menos una vez al mes.

Lunes

Sopa

Todas las frutas excepto plátano y uva

Para beber: agua, café o té

Martes

Sopa

Todos los vegetales, menos frijoles, garbanzos o elote

✓ En la cena puede comerse una papa al horno con un poquito de crema y sal.

Miércoles

Sopa

✓ Combine el primer día con el segundo, pero no coma papa.

Jueves

Sopa

Plátano y leche descremada

✓ Pueden comerse hasta 8 plátanos y beber toda la leche que quiera (descremada, nunca leche entera), pero nada más.

Viernes

Sopa

Carne y tomate

✓ Recuerde que el tamaño que la mayoría de los nutriólogos recomiendan es el que va de acuerdo con la palma de su mano. Puede comer hasta 6 tomates grandes y por lo menos 8 vasos de agua para eliminar las toxinas.

Sábado

Sopa

Carne y vegetales

✓ Coma todos los vegetales permitidos en el segundo día y hasta 3 bisteces.

Domingo

Sopa

Arroz integral, jugo de frutas y toda la cantidad de vegetales que desee

✓ Como en toda dieta, no olvide beber por lo menos 10 vasos de agua.

LA DIETA DE LOS FRIJOLES

Quien me pasó la dieta me dijo que se bajaba de cintura y abdomen, que reducía el colesterol de la sangre, los triglicéridos y hasta la celulitis. Yo no puedo afirmar nada de esto, únicamente que es sabrosa y que perdí peso.

Desayuno, comida y cena
1/2 taza de frijoles de la olla con caldo al gusto
2 rebanadas de pan de trigo
30 gramos de queso fresco panela o *cottage*
2 cucharaditas de aceite de oliva (se puede agregar sobre los frijoles)
✓ Entre comidas se permite comer una pera, una manzana, un plátano, una toronja o una naranja. Y, por supuesto, cuando menos 10 vasos de agua.

DIETA PARA SIETE DÍAS

Lunes
Desayuno
Jugo de toronja
1/4 de melón
1 pan árabe (pan pita de trigo, tostado) con queso bajo en grasa
✓ En Estados Unidos es tipo fresco de rancho y lo venden en cualquier sección de quesos en el supermercado, en México es el panela.
A media mañana
Jícama con limón y poca sal
Comida
Sopa de vegetales
Ensalada de zanahorias ralladas aderezadas con limón
Pescado a la veracruzana***
1/2 taza de arroz hervido de bolsita
1 pera
1 gelatina de dieta
A media tarde
Té de manzanilla
1 fruta

Cena
Plato de frutas
Calabacitas a la mexicana ***
2 quesadillas de queso tipo panela
✓ Las quesadillas son tortillas de maíz calentadas en sartén, con el queso adentro se doblan hasta que éste se derrite por el calor uniendo la tortilla.

Martes
Desayuno
Jugo de naranja
1 pera
2 quesadillas asadas
Media mañana
Zanahorias ralladas
1 barrita de granola
Comida
Crema de espinaca
Ensalada de betabel y jocoque
✓ El jocoque es una especie de leche cultivada que se convierte en un queso semiduro. Llamado *labne* en Estados Unidos, lo encuentra en cualquier restaurante de comida árabe. Incluso venden *labne* en el área de comidas en cualquier *mall.*
Tinga de pollo en salsa mexicana***
Calabacitas a la mexicana***
2 manzanas
Media tarde
Café capuchino con leche descremada, azúcar de dieta o sin azúcar
1 fruta
1 barrita de granola
Cena
1/2 melón con queso *cottage* y canela
2 rebanadas de pan tostado de trigo

Miércoles
Desayuno
Jugo de toronja
2 rebanadas de pan tostado con queso tipo panela o su equivalente

Media mañana
Jícama con limón y sal
1 barrita de granola
Comida
Sopa de verduras***
Ensalada de papa cocida
✓ Se pica la papa en cuadritos y se le pone un poquito de mayonesa disuelta con vinagre balsámico, claras de huevo duro (sin yemas), una cucharadita de cebolla, pimienta y sal al gusto. Se pone a refrigerar un par de horas antes de comer.
1 filete de pescado blanco a la plancha con jitomate, aliñado con limón, pimienta, sal y hierbas finas
2 tortillas de maíz
1/4 de melón
Gelatina de dieta
1 paleta helada de frutas
Media tarde
Té de manzanilla
1 fruta
Cena
1 plátano al horno con queso *cottage* y canela
2 peras, duraznos o kiwis

Jueves
Desayuno
Jugo de naranja
1 bísquet de trigo, bajo en grasa, con mermelada y queso *cottage*
Papaya
Media mañana
Zanahorias ralladas
5 galletas Marías
Comida
Crema de calabaza
Vegetales cocidos
Ensalada de lechuga, pimiento y jitomate
Pescado a la plancha
Sandía al gusto
Té de manzanilla

Media tarde
Café capuchino
1 fruta
1 barrita de granola
Cena
Ensalada de surimi con chícharo (*petit-poi,* para los cubanos) papa y zanahoria,
todo cocido y aliñado con aderezo *lite*
1 manzana al horno, endulzada después de la cocción
✓ Los endulzantes artificiales, a menos que sean específicos para el horno, no
deben añadirse al cocinar ningún platillo.

Viernes
Desayuno
Jugo de mandarina
2 rebanadas de pan tostado con mantequilla y queso rallado tipo panela
2 guayabas
1 barrita de granola
Media mañana
Jícama con limón y sal
1 taza de piña en cuadritos
Comida
Sopa de verduras
Ensalada de betabel y zanahoria aderezada con gotas de limón y cebolla fina-
mente picada
Pechuga encebollada a la parrilla
1 manzana con canela al horno
Media tarde
Té de manzanilla
1 fruta
1 paquete de galletas de dieta de trigo y miel
Cena
Ensalada de zanahorias y elote
2 enfrijoladas con queso panela
Papaya

Sábado
Desayuno
Jugo de toronja
1 manzana
1 bagel pizza con queso panela asado
1 barrita de granola
Media mañana
Zanahorias ralladas con o sin limón
Comida
Sopa de verduras***
Ensalada de espinaca
✓ A las hojas de espinaca se les añade cebolla rebanada finamente y claras de huevo cocido. Se aderaza con una cucharadita de aceite de oliva y vinagre balsámico.
1 filete de pescado a la plancha
1 papa al horno
Verdura cocida
1/2 melón
1 paleta helada
Media tarde
Café capuchino
1 fruta
1 barrita de granola
Cena
Sopa de verdura***
2 huevos al gusto con verdura cocida
2 tortillas
2 kiwis o rebanadas de piña

Domingo
Desayuno
Jugo de mandarina o naranja
1 plato de frutas con dos cucharaditas de miel y un poco de granola o cereal sin grasa
Media mañana
Jícama con limón y sal

Comida
Caldo de pollo
Ensalada de vegetales crudos
1 filete de pollo o de pescado a la plancha
1 elote
1 gelatina de dieta
1 paleta helada
Media tarde
Té de manzanilla
Cena
1 taza de pasta hervida con salsa de jitomate y queso *cottage* salpicada con queso parmesano fresco
Ensalada de vegetales al vapor
1 gelatina de agua

LA FAMOSA DIETA PARA COMER UN SOLO ALIMENTO TODO EL DÍA DURANTE SEIS DÍAS

Ésta es una de las llamadas dietas de emergencia. La he hecho cuando tengo un compromiso imprevisto y, al menos, quiero entrar en un vestido. Esta dieta elimina básicamente líquidos pero no es un remedio permanente ni se recomienda más de dos veces al mes.

A lo largo de cada día se come sólo el alimento indicado y agua, mucha agua. Tiende a doler la cabeza pero, a decir de los expertos, eso es síntoma de la desintoxicación y rebeldía de su cuerpo.

DÍAS	ALIMENTOS
Lunes	Naranja
Martes	Queso panela
Miércoles	Melón
Jueves	Atún en agua
Viernes	Piña
Sábado	Pollo cocido con poca sal

LA DE PLÁTANO CON LECHE Y NADA MÁS

Durante tres días, desayuno, almuerzo y cena son dos plátanos con un vaso con leche descremada *fat free* tres veces al día. En medio, cuando le dé hambre, agua, mucha agua y té. Nada más. Es una de las favoritas de la Chata Tubilla, que nos la recetaba con singular alegría. Es otra de las llamadas dietas de emergencia.

DIETA FUERTE QUE QUITA PESO Y MEDIDAS

Yo la hice durante dos semanas alternándola con la de frijoles y, por supuesto, combinándola con mucha agua.

Desayuno
1 taza de avena cocida con 1/2 taza de leche descremada
1 puño de pasitas
1 cucharadita de azúcar morena
Media mañana
1 taza de melón, sandía, piña o jícama
2 almendras
Comida
1 plato de sopa de verdura***
1/2 taza de arroz hervido de bolsita
1 porción de carne de res o de pollo sin grasa
1 taza de vegetales cocidos o crudos
1/2 aguacate mediano
1 tortilla de maíz
1 rebanada de pan de trigo
1 vaso de agua de frutas con azúcar de dieta (naranja o papaya)
Cena
2 tortillas de maíz tostadas al comal (sartén)
1/4 de un aguacate mediano
1/4 de taza de frijoles de la olla
1 taza de verduras cocidas o crudas
1 porción de queso *cottage* o tipo panela

DIETA DE MANTENIMIENTO

Es una dieta que prepara al organismo a volver al mundo real. Mejor dicho, a lo que es el nuevo mundo real para quien llega a su peso meta. Es indispensable que al finalizar toda dieta se continúe durante un periodo de tres a seis semanas con un régimen de los llamados de "mantenimiento". Estas dietas son parte de la enseñanza que recibe el organismo sobre la nueva forma de comer que usted va a llevar.

Desayuno
Jugos de frutas y tostadas de pan integral
Comida
Combinación de pescado blanco o pollo y verduras como brócoli, espinaca, zanahoria, hongos, berenjena o coliflor
Cena
Sólo alimentos suaves como frutas frescas, uvas, kiwis o sopa de vegetales

DIETA DE AYUNO DE UN DÍA

Ésta si que es ¡Uyuyúy!... difícil; requiere de una férrea voluntad previa.

La gente a favor del ayuno sabe que el organismo saturado necesita, como cualquier cosa sucia, limpiarse. El ayuno, contrario a lo que se piense, da energía y hace lucir mejor piel, uñas y ojos.

Al levantarse
1 vaso de agua con unas 15 gotas de limón, que limpian el intestino
Bañarse con agua templada durante cinco minutos
✓ Durante el baño, limpie su cuerpo de células muertas con un buen estropajo, natural o artificial. Enjuáguese con agua caliente y termine con un chorro de agua fría. Séquese dándose masajes para la buena circulación sanguínea.
Desayuno, comida y cena
1 vaso grande de jugo de fruta natural (a mí me gusta la papaya, la guayaba, el melón, la piña)
Durante el día
Tomar mucha agua. Se puede tomar sola o con gotas de limón; té de manzanilla, de manzanilla con anís estrella, de yerbabuena, o cualquier otro que sea astringente.

Ésta es una dieta que comparo con la misma sensación de llegar a la meta de una carrera de obstáculos o de algo difícil de lograr, pero no imposible. Lo importante es vencer la sensación de querer comer que su cerebro lanzará cuando menos se lo imagine. Lo que hago es leer algún libro que me mantenga entretenida o algo espiritual como la metafísica de Connie Méndez. Aunque usted sienta que no puede, nunca lo diga y deje que el tiempo corra.

Luego de haber hecho sus "tres comidas" con los jugos, antes de ir a dormir tome otro vaso más de agua con gotas de limón. Los resultados son, en mi caso, calma, relajamiento y energía positiva. Es como vencerse a sí mismo.

¿Le gustó y quiere volverla a intentar? Usted y sólo usted es su medida, aunque un nutriólogo aconsejó hacer ésta sólo una vez por semana.

LA DIETA QUE YO HICE

Desayuno
Batido de proteína o cereal sin azúcar y leche baja en grasa
Almuerzo
Atún o pollo
✓ La porción deberá ser siempre del tamaño de la palma de la mano.
Ensalada con aderezo bajo en grasa o batido de proteínas
Arroz o pasta hervidos (sólo una taza). La pasta con parmesano fresco; el azúcar sólo de dieta.
Cena
Arroz o pasta con pollo o pescado
✓ No comer después de las 6 de la tarde.
✓ Entre comidas, antes de que apriete el hambre: mucho melón, papaya, manzana, pera o piña. Si el hambre arrecia, entonces tome un batido de proteínas. En todos los productos dietéticos el de sabor a chocolate encubre totalmente los ingredientes de gusto raro. En la sección de congelados del supermercado hay toda una variedad de paletas de agua sin azúcar ni grasa y que son buenísimas; téngalas a mano como postres que matarán el deseo de algo dulce.
✓ Bebidas: agua, tomar mucha agua y té de dieta, de los envasados que se meten al refrigerador.
✗ Prohibido: postres, panes y refrescos.

SUPUESTAMENTE, LA DIETA DE LA ASOCIACIÓN NACIONAL DEL CORAZÓN*

Como si fuera de esas oraciones a los santos que han cumplido un favor y que se envían en cartas anónimas a los amigos y conocidos —"cadenas", les llaman— así es esta dieta que en verdad nadie sabe si es de la Asociación Nacional del Corazón o no. Lo cierto es que es la más popular pasando de mano en mano. A mí me la han dado empleadas de supermercado y compañeras de trabajo: "Ándale, total: qué perdemos, vamos a hacerla".

Aunque el amigo que le pasa a uno la hojita siempre asegura que se bajarán 10 libras en los tres días que dura la dieta, en realidad no conozco a nadie que las haya perdido pero, por si las dudas, aquí está.

Primer día
Desayuno
Café negro o té
1/2 toronja
1 tostada
2 cucharadas de mantequilla de cacahuate
Almuerzo
Media taza de atún
1 tostada
Café o té
Comida
2 porciones de cualquier tipo de carne
1 taza de frijoles
1 taza de betabeles o remolachas
1 manzana pequeña
1 taza de helado de vainilla

Segundo día
Desayuno
1 huevo
1/2 plátano
1 tostada

*A mí no me consta.

Café negro o té
Almuerzo
1 taza de queso *cottage*
5 galletas de agua
Comida
2 *hot dogs*
1 taza de brócoli
1/2 taza de zanahoria
1/2 plátano
1/2 taza de helado de vainilla

Tercer día
Desayuno
5 galletas de agua
1 rebanada de queso *cheddar*
1 manzana pequeña
Café negro o té
Almuerzo
1 huevo duro
1 tostada
Comida
1 taza de atún
1 taza de betabel
1 taza de coliflor
1/2 melón
1/2 taza de helado de vainilla

Según la explicación que se da, la dieta no permite sustitución de ningún alimento. Sólo sazonar con sal y pimienta; las cantidades que se ingieran deben tomarse con sentido común. A los tres días hay que volver a comer normal pero sin excesos. No puede "picar" nada.

Si se quiere volver a hacer, hay que descansar por lo menos una semana.

DIETA PARA UNA SEMANA (NO TAN MALA)

La he seguido porque mezcla alimentos en forma nutritiva y no es tan aburrida. Alguien me la pasó.

Lunes
Desayuno
Té o café descafeinado
4 galletas de agua con una cucharadita de queso para untar descremado o lite
A media mañana
1 manzana
Almuerzo
1 taza de caldo de vegetales
1 plato pequeño de ravioles con queso *ricotta* y vegetales
Ensalada de frutas
Cuando tenga hambre
Café descafeinado o té
1 rebanada de pan integral de trigo con queso *feta*, panela o el que tenga, sin grasa
A media tarde
1 yogur de frutas *lite*
Cena
Sopa de vegetales
Colecitas de Bruselas al vapor con aderezo de vinagre balsámico
Gelatina de dieta

Martes
Desayuno
Café o té
1 rebanada de pan negro con queso *ricotta* descremado y una cucharada de mermelada de dieta que puede sustituirse por fruta picada
A media mañana
1 taza de peras hervidas y aderezadas en frío con azúcar de dieta
Almuerzo
1 taza de sopa de vegetales
Berenjenas a la plancha
1 mandarina

150

Cuando tenga hambre
Café o té
4 galletas de agua con queso descremado para untar
A media tarde
1 yogur de frutas *lite*
Cena
1 taza de caldo
1 plato de verduras hervidas con aderezo de vinagre balsámico y una cucharadita de aceite de oliva extra virgen
1 naranja

Miércoles
Desayuno
Café descafeinado o té
1 rebanada de pan negro con 2 rebanadas de queso descremado para untar
A media mañana
1 yogur de frutas *lite*
Almuerzo
1 taza de caldo de vegetales
Calabacitas a la mexicana
1 toronja, puede endulzarla con azúcar de dieta
Cuando tenga hambre
Café o té
4 galletas de agua con queso descremado para untar
A media tarde
Gelatina de dieta
Cena
1 taza de caldo
1 huevo cocido, relleno con la yema picada y mezclada con queso descremado para untar
Ensalada verde
1 kiwi

Jueves
Desayuno
Café o té

1 rebanada de pan negro con queso *ricotta* descremado y una cucharada de mermelada de dieta que puede sustituirse con fruta picada

A media mañana

1 plato de ensalada de frutas

Almuerzo

1 taza de caldo de vegetales

Calabacitas a la mexicana

1 naranja

Cuando tenga hambre

1 yogur de frutas *lite*

A media tarde

Gelatina de dieta

Cena

1 taza de caldo de pollo o vegetales

2 jitomates medianos rellenos de arroz

1 taza de peras hervidas y aderezadas en frío con azúcar de dieta

Viernes

Desayuno

Café o té

1 rebanada de pan negro con una cucharada de queso *ricotta* descremado

A media mañana

1 vaso de batido de frutas

Almuerzo

1 taza de caldo de pollo o vegetales

1 milanesa o hamburguesa de soya

1 taza de puré de espinacas

1 naranja

Cuando tenga hambre

Café o té

4 galletas de agua con una cucharada de queso *ricotta* descremada

A media tarde

1 yogur de frutas *lite*

Cena

1 taza de caldo de pollo o vegetales

1 huevo revuelto con calabacitas

1 taza de peras hervidas y aderezadas en frío con azúcar de dieta

Sábado

Desayuno

Café o té

4 galletas de agua untadas con queso descremado y una cucharadita de mermelada de dieta

A media mañana

1 manzana

Almuerzo

1 taza de caldo de pollo o vegetales

1 huevo revuelto con verduras

1 toronja, puede endulzarla con azúcar de dieta

Cuando tenga hambre

Café descafeinado o té

1 rebanada de pan negro con queso descremado para untar

A media tarde

Yogur *lite* con gelatina

Cena

1 taza de caldo de pollo o vegetales

1 huevo revuelto con calabcitas y elote

1 manzana

Domingo

Desayuno

Café o té

1 rebanada de pan negro con una cucharata de queso *ricotta* descremado

A media mañana

1 taza de manzanas hervidas endulzadas con azúcar de dieta

Almuerzo

1 taza de caldo de pollo o vegetales

1 plato de fideos con salsa de jitomate y una cucharada de queso parmesano fresco

1 naranja

Cuando tenga hambre

Café o té

4 galletas de agua con queso descremado para untar y mermelada de dieta

A media tarde

1 yogur con gelatina

Cena
1 taza de caldo
1 porción de tortilla de huevo con maíz
1 manzana

LA DIETA BUENÍSIMA DE LA CHATA TUBILLA

Si en la sección de fotos observa usted a la Chata Tubilla, mi amiga, verá que sistemáticamente se ha mantenido flaca.

Esta dieta que a mí también me ha servido, fue diseñada por Gaby Segovia, especialista en obesidad con práctica en Coatzacoalcos, Veracruz, quien la proporcionó sin reservas.

Desayuno
2 naranjas partidas en gajos para que se vea más que comer
Café o té
Almuerzo
Carne, pollo, pescado a la parrilla, zanahorias, chayotes o calabacitas al vapor
1 rebanda de pan de trigo
1 manzana
A media tarde
1 fruta
Cena
✓ Proteína similar a la del mediodía, pero alternada. Si almorzó pollo, debe cenar carne o viceversa.
1 manzana o una gelatina de dieta

En 20 días llegamos a perder de 10 a 15 libras. No olvidar un mínimo de 8 vasos de agua.

23. Kilos arriba, kilos abajo, frente a las cámaras

La gordura me ha traído como carro de paletas: a empujones y campanadas...

Empujones del trabajo que me ha costado seguir delgada un tiempito luego del tremendo esfuerzo por bajar de peso.

Campanadas que han sonado tan fuerte como el timbre de la escuela, advirtiéndome que no sólo estoy gorda, sino que se me pasó la mano. Vaya que sí.

Con estas pruebas no hay nada de que: "¡Uy, manita! Qué dura estuvo la dieta y tan bien que me veía, pero lástima que no tengo fotos para enseñarte como estaba". Aquí está lo que yo sí he pasado.

En las siguientes páginas usted apreciará con sus ojos, la accidentada evolución de la "envoltura" de mi persona, desde que era una pequeña sirena que chapoteaba en las playas de Veracruz hasta mi actual imagen que puede constatar con sólo encender el televisor. (Viera qué bien lucía como reina en Coatzacoalcos, en 1970.)

Sorpréndase por todo lo que he atravesado y déle gusto al chisme, que para eso son. Es un recorrido por la ausencia de complejos, para mostrarme con fachas y sin ellas, en el éxito y el fracaso.

Quizás usted recuerde algunas etapas porque, kilos arriba, kilos abajo, estos 27 años han sido frente a usted.

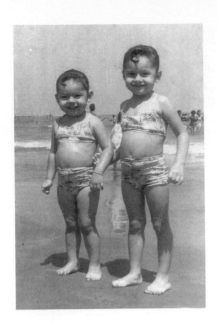

Mi hermana Raquel y yo,
dos sirenas en Veracruz, en 1957,
después del empacho con el dulce de zapote.

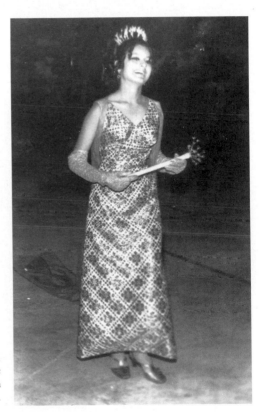

En Coatzacoalcos, Veracruz, en 1970,
como una reina flaca que
nunca pensó que algún día la
insultarían por gorda.

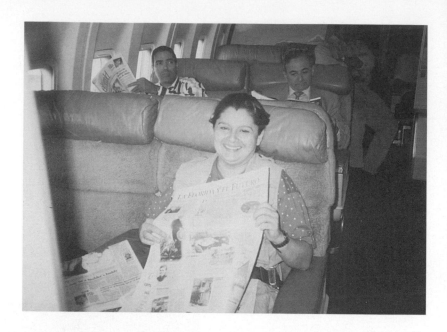

Durante mi viaje para cubrir la intervención militar en Haití.
Febrero de 1974.

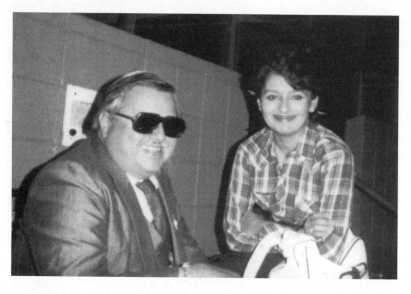

En la época en la que estaba bajo la dieta de Richard, el médico loco, y sus infames excursiones a los supermercados para "encontrarme conmigo misma".

158

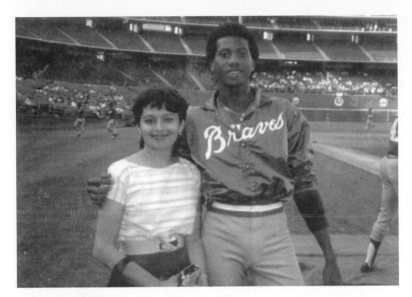

Con Pascual Pérez, *pitcher* de los Bravos de Atlanta, quien no imaginaba que mi cinturita de avispa se debiera a la presencia de un globo en mi estómago.

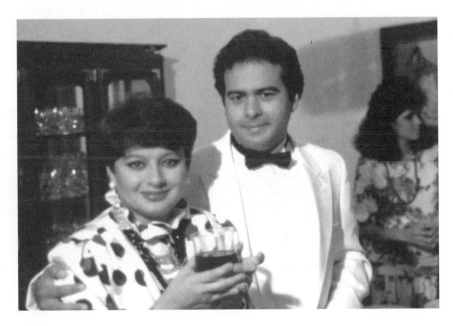

Con Raymundo, mi hermano, en 1985.

159

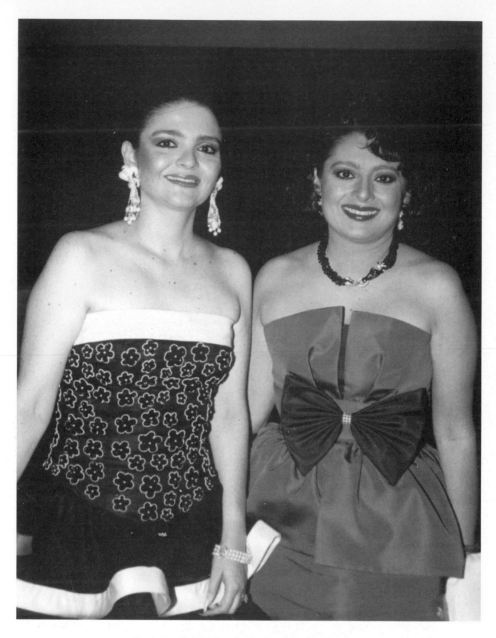

Chata Tubilla, el Pepe Grillo de mis dietas, en 1987.

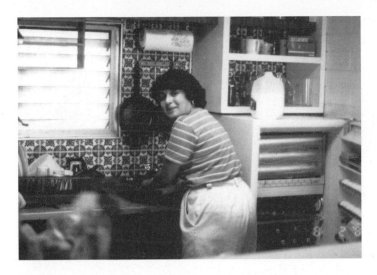

Yo, bien entrada en carnes, en 1988.

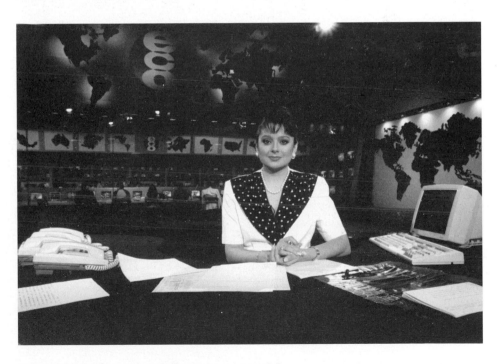

Jacobo Zabludovsky nos decía "sólo el agua no engorda".
Aquí estoy en la época de las vendas de agua fría, pulmonía y la dieta de las gotas de cereza, en 1988.

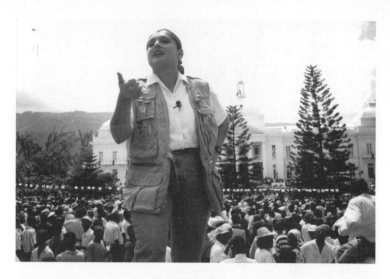

¿Qué tal el *look* a principio de los años 90?
Esta foto mata a Alma Ben David (mi hada madrina de los vestuarios).

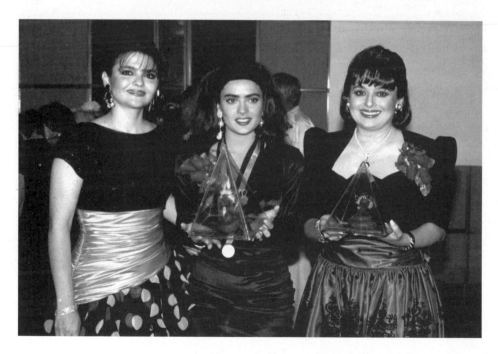

Mi amiga la Chata, su sobrina Salma (sí, Salma Hayek) y yo,
en una premiación en Coatzacoalcos, Veracruz, en diciembre de 1990.

162

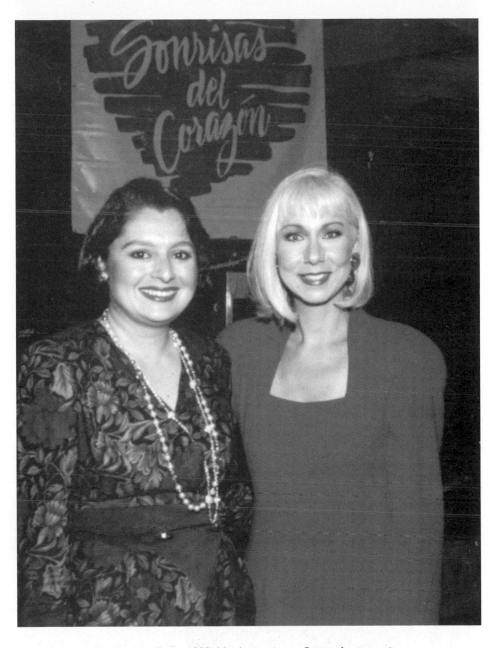

San Antonio, Texas, 1990. Mi admiración por Cristina fue instantánea desde el día en que la conocí. Nadie hubiera imaginado que ella sería la verdadera artífice de mi cambio.

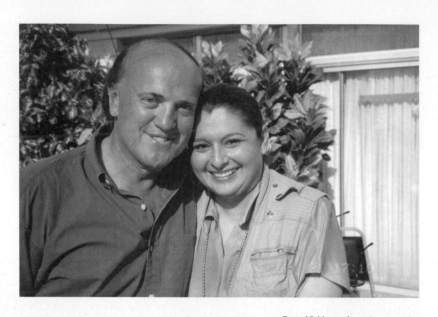

Con 40 libras de más y junto a
Petter Arnett, periodista héroe del Golfo Pérsico.
(Esta María Antonieta horrorizaría a Osmel Souza, el creador de mi actual imagen.)

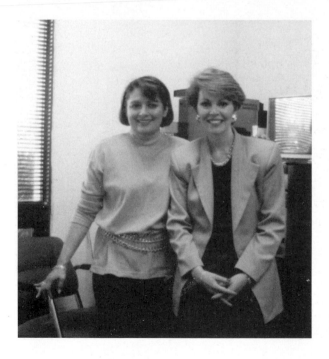

Otro periodo de flacura.
Con María Elena Salinas, en 1991.

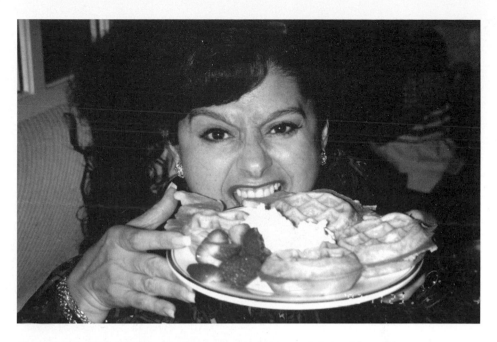

Noviembre de 1992. Esta foto de mi impresionante desayuno me la tomó Jerry Johnson.
Rico... ¿no?

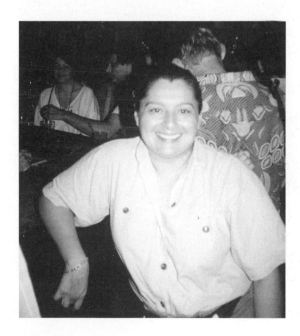

Caída y derrotada, pero gordita
y medio feliz, en 1993.

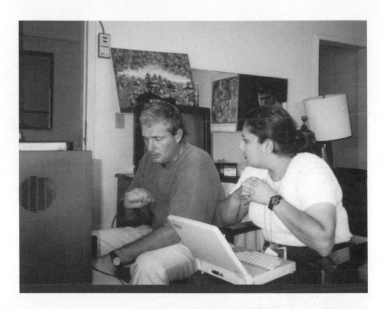

Mi colega Simon Ehrlich y yo en Haití, en 1993.
(Miren los "gordos" de mi espalda.)

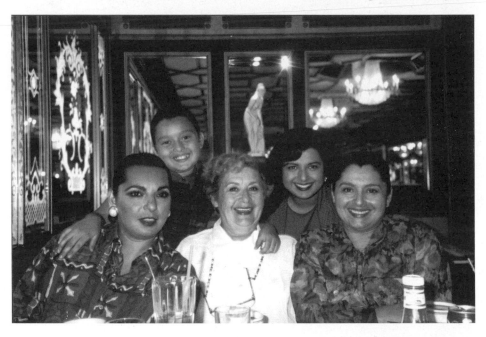

Las Collins en masa: Antonietta, Adrianna, Raquel, mamá y yo.

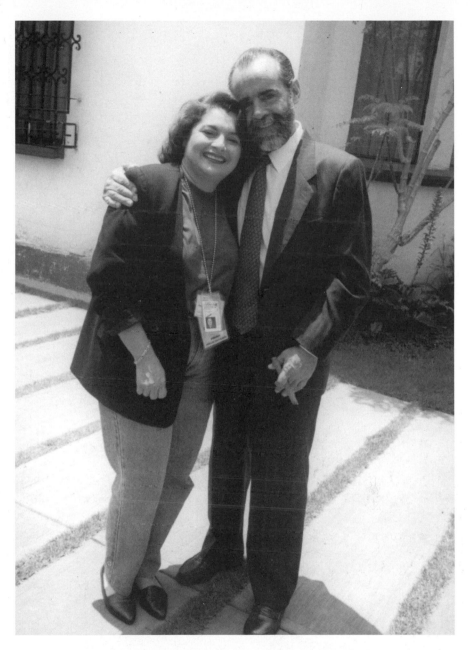

Una reportera gordita con el candidato a la presidencia de la República por el PAN, Diego Fernández de Cevallos en México, 1994. (Entre los kilos, el saco y los zapatitos, provoqué un desmayo a Osmel, René y Alma).

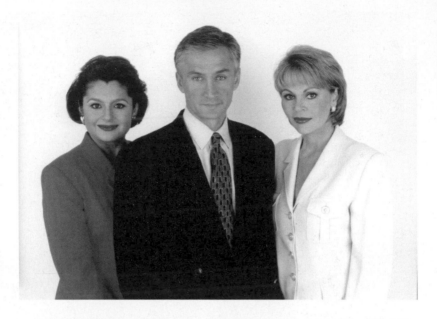

Una de mis fotos favoritas: recuperada de la gordura durante la dieta del Fen-Fen, en 1995, en compañía de Jorge Ramos y María Elena Salinas. Ni Jorge, ni yo nos imaginamos que seríamos compañeros de aventuras literarias, ni que gracias a él se gestaría, en parte, este libro.

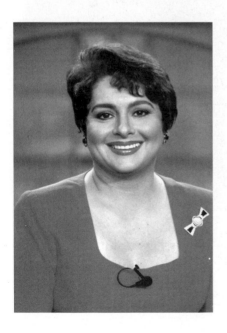

Nuevamente gorda después de que me atropellaron por andar en bicicleta, en 1996.

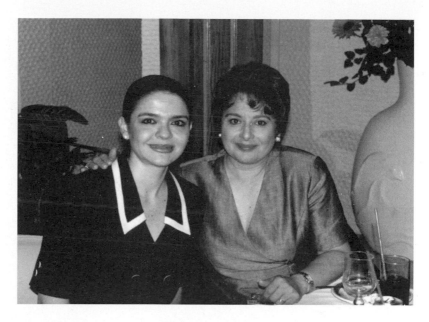

"El orgullo de sus amigos y la envidia de sus enemigos": la Chata Tubilla, mi amiga desde los 12 años y la hermana que la vida me brindó.

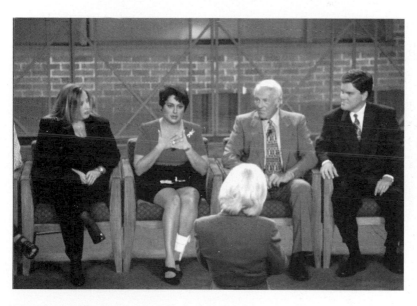

En *El Show de Cristina,* con la pierna rota y alegando con el doctor Atkins por el rebote de su dieta, en 1996.

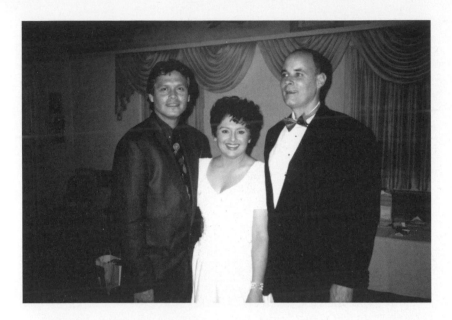

Con Jerry Johnson: mi amigo, compadre, camarógrafo y hermano, en el día de mi boda con Fabio.

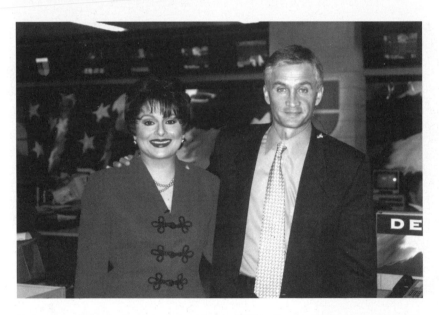

En la época de las elecciones presidenciales de 1996 en Estados Unidos. Aquí estoy con Jorge Ramos, el "padrino" de todos los "escritores salidos de TV". (Otra vez gorda.)

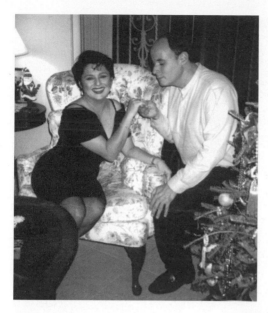

Fabio se enamoró de la flaca Collins,
tal y como me dejó el Fen-Fen.

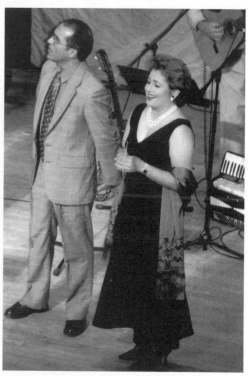

¿Qué tal los bracitos de la gordita?
En un 15 de septiembre durante "El Grito",
en Nueva York, en 1998.
(Gorda otra vez.)

171

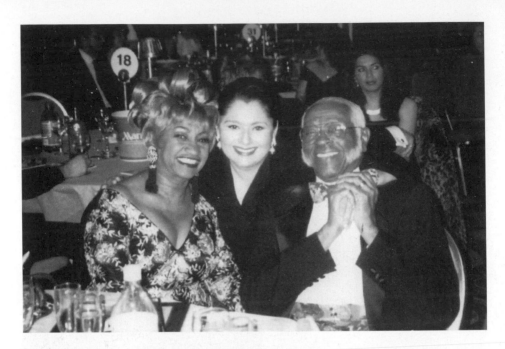

Cuando la gordura me volvió a vencer.
Aquí en Nueva York con Celia Cruz y su esposo Pedro, en 1977.

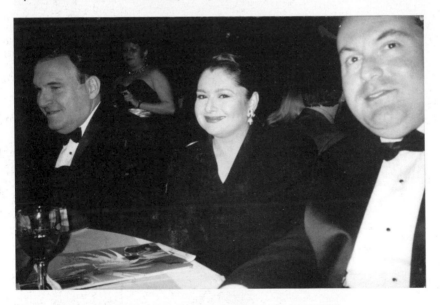

En compañía de Andrés Cantor y Mauricio Zeilic en Nueva York, 1998.

172

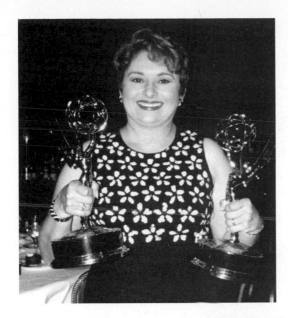

Emmys con papada.
Septiembre de 1998.

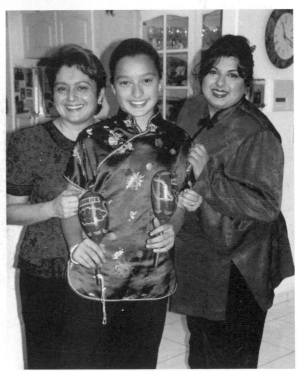

Con Adrianna y Antonietta en
plena celebración del dizque nuevo
milenio, el 31 de diciembre de 1999.

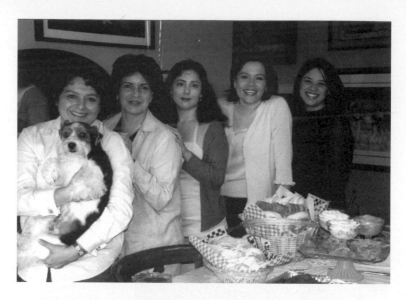

El Club de Apoyo: Tropi en mis brazos y las famosas Elizabeth Cotte, Maritere, la profesora Patsy Loris y Gaby Tristán en mayo de 2000.

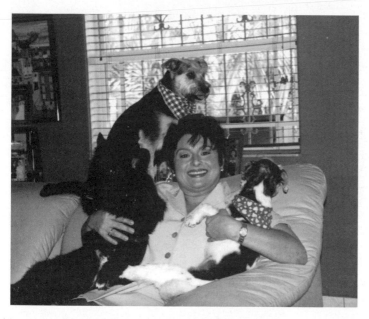

Dumbo, Leo (sobre el sofá) y Tropi, acompañándome el día del gran cambio, en julio de 2000. (Miren la papada y los cachetes.)

174

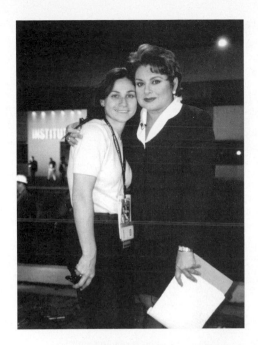

México, 2 de julio de 2000, durante las elecciones presidenciales con Sabrina Zambrano, mi protectora en esa ocasión. Ocho días antes de la gran dieta y la terrible descortesía de un cubano que me insultó por mi gordura.

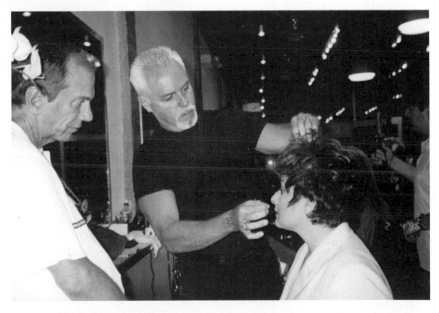

Renán diseña mi peinado mientras Osmel Souza dirige lo que sería la "nueva Collins". Julio 27 de 2000.

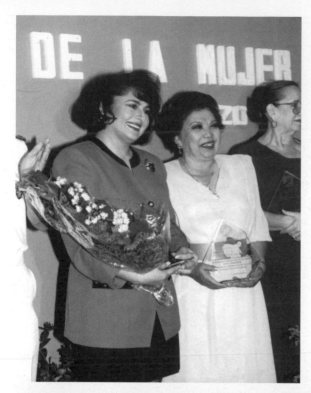

Coatzacoalcos, Veracruz.
Muy premiada, muy gorda
y sin complejos al recibir el
premio A la Mujer Distinguida.

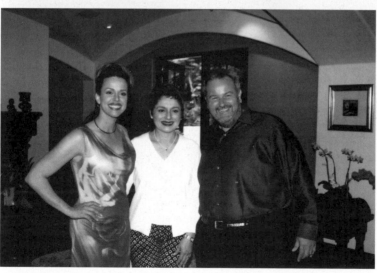

En casa de María Celeste Arrarás y Raúl de Molina. Mayo de 2001.

176

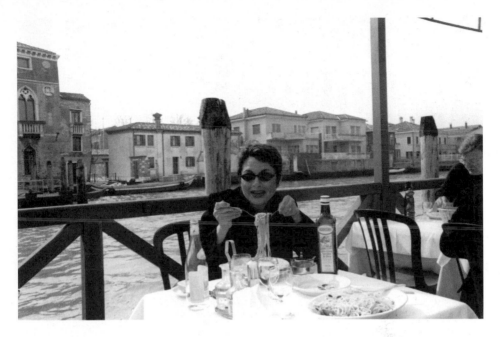

Venecia, Italia, abril de 2001, en el laboratorio de las dietas.

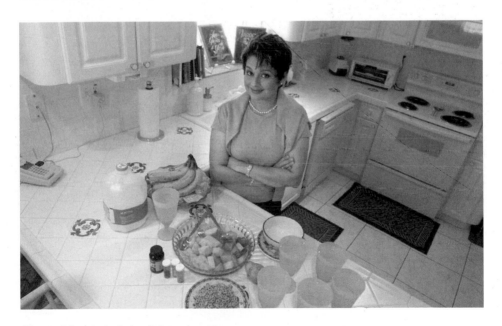

El mejor laboratorio de las dietas es la cocina.

177

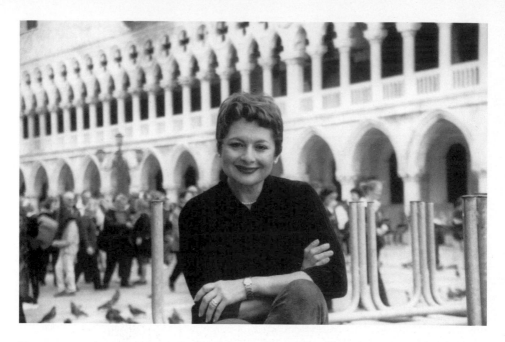

Hoy es siempre. Venecia, abril de 2001.

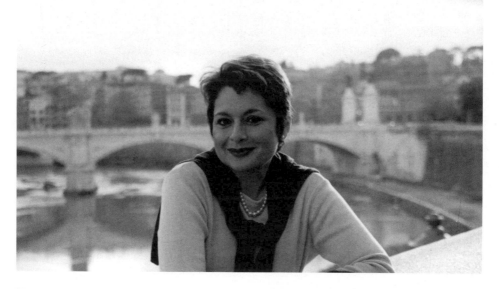

Hoy es siempre. Venecia, abril de 2001.

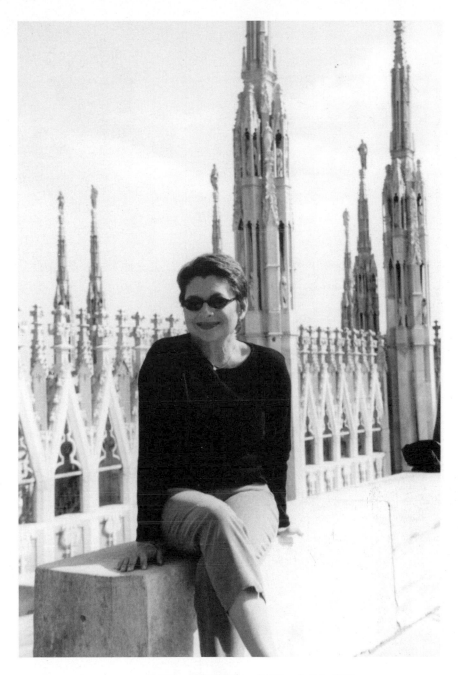

¡Pasé la prueba de fuego! Milán, abril de 2001.

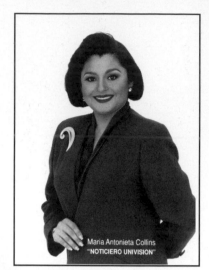

María Antonieta Collins en 1992.

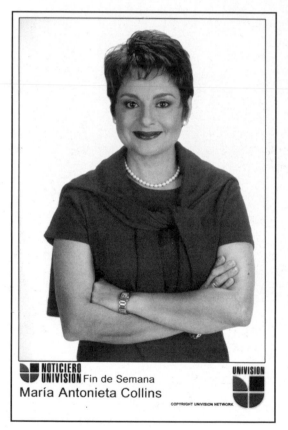

¡Guauu! Yo y sólo yo en 2001.

24. No hay dietas sin recetas

Exactamente igual que usted, muchas veces pensé: "Qué fácil es decir: hay que comer sano".

Sí, cómo no. Sobre todo en Estados Unidos, donde las cosas están hechas para hacernos esclavos. No nos damos cuenta y somos tan inocentes que decimos: "Aquí hay todo para hacer la vida fácil". ¿Sí? No me cuente ésa.

Por supuesto que hay miles de cosas para lavar bien la ropa y los trastes, para planchar mejor, para cortar el pasto, limpiar el auto y hasta para bañar y pelar al perro. No en balde vivimos en el reino de "hágalo usted mismo".

¿Y qué es eso sino una manera engañosa de ponernos a trabajar y trabajar después de trabajar? Lo pongo así a propósito, para que la redundancia le haga ver con claridad nuestros mil y un trabajos.

Entonces, aunque el reino mágico del *Do it yourself** logra reducir lo que afirman son labores propias de nuestro sexo, al final no tenemos la fuerza ni para decir ¡salud! cuando alguien estornuda.

Y acabamos muertas de cansancio. Un momento... ¿A qué horas y quién cocina?

En México, todas mis amigas que son amas de casa lo hacen como parte de su tarea. Es algo normal; anormal sería no hacerlo. Pero en Estados Unidos, ésa sí es una virtud que debe tener en cuenta —y muy bien— cualquier novio, marido o lo que sea.

---

* Hágalo usted mismo, en inglés.

A pesar de que usted, mujer, se la pasa trabajando todo el día, tiene que llegar, sentirse mal por la gordura que se ganó comiendo lo que sea y donde sea y, de paso, preparar de comer para los suyos que le dicen:

—¿Otra vez albóndigas?

—Sí, y no j…n que no tengo tiempo ni cerebro para más.

Pero, para qué estamos las amigas, las "cuatitas", como decimos en México.

Siempre busco a quienes me pueden enseñar cosas y me encanta juntarme con todos aquellos que siempre dan recetas de comida. Gracias a Dios se me da la cocina y, a decir de comadres, amigas y colegas en ese terreno "no canto mal las rancheras". No sólo lo heredé de mi abuelita Raquel, también es la característica de quienes somos "tragonas".

Eso me ha servido para salir adelante en las dietas e inventar platillos echando en ellos —como en la sartén— mente y corazón. El resultado ha sido bueno. Estas recetas provienen de algunas que originalmente preparaba con la bola de grasa y calorías, las adapté a las necesidades básicas de nutrición, y son las que hago para la familia casi a diario.

Inténtelo, son fáciles de hacer, baratas, y les van a gustar a todos. Así que a probarlas y ¡buen provecho!

SOPA BÁSICA DE ESPINACA, CALABACITA, ZANAHORIA O PAPA

Ingredientes
Cualquiera de los vegetales antes mencionados
1 cucharadita de cebolla finamente picada
3 cucharaditas de cilantro finamente picado
Leche *fat free*
Caldo de pollo en polvo
Sal y pimienta al gusto

Preparación
❭ Hierva los vegetales con poca agua y vacíe la mezcla en la licuadora, agregue leche suficiente para hacer la consistencia de sopa que usted desee (más líquida o espesa) y añada el cilantro, la cebolla, sal y pimienta.

❭ Vierta la sopa en una olla y al primer hervor añada el caldo de pollo en polvo para sazonarla.

◗ Sírvala inmediatamente. Se puede adornar con pedazos de queso blanco. Es riquísima y la puede comer a cualquier hora y llevarla fácilmente al trabajo. Si la come acompañada con una ensalada, no tiene más que hacer.

CALABACITAS A LA MEXICANA

Ingredientes
Unas cuatro o cinco calabacitas partidas en cuadros
1 mazorca de elote desgranado
1 *bell pepper* o pimiento morrón verde
2 tomates finamente picados
1 cebolla mediana finamente picada
1 manojo de cilantro
Aceite de oliva (el necesario)
Sal y pimienta
Consomé de pollo en polvo

Preparación
◗ Ponga a freír la cebolla con un poco de aceite de oliva, después se le añaden las calabacitas, el tomate, el pimiento, elote, cilantro, sal y pimienta y se revuelven hasta que las cebollas luzcan transparentes.

◗ Se le añade una taza de agua y el caldo de pollo en polvo para sazonar y se pone a hervir.

◗ Después se baja el fuego y se cuece durante aproximadamente media hora o hasta que estén suaves pero firmes.

CALDO DE VERDURAS

Ingredientes
6 piernas de pollo sin piel. (Pollo orgánico, ver capítulo 6.)
3 litros de agua
3 zanahorias rebanadas
1 taza de granos de elote
6 ramas de perejil
6 ramas de cilantro
2 hojas de laurel
2 ramitas de tomillo
2 ramitas de mejorana

Sal al gusto

Preparación

▶ Caliente un litro de agua y cuando hierva agregue el pollo; deje hervir 5 minutos. Retire el pollo del agua y lávelo.

▶ Cueza el pollo en los otros 2 litros de agua con el laurel, tomillo, mejorana, la mitad del perejil y la mitad del·cilantro.

▶ Retire del fuego y deje enfriar por completo para poder desgrasarlo; retire el pollo y cuele el caldo.

▶ Caliente el caldo, agregue todas las verduras, el resto del perejil y del cilantro; sazone con sal.

▶ Cuando la verdura esté casi cocida, agregue el pollo; deje que dé un hervor y pruebe el punto de sal.

▶ Sirva caliente. (Se puede hacer con carne de res, pero no es necesario enjuagar al primer hervor; la carne se lava bien antes de ponerse a hervir, y el resto es igual.)

ENSALADA DE COL, LECHUGA Y FRUTA

Ingredientes

3 tazas de col morada finamente picada

3 tazas de lechuga romanita finamente picada

3 tazas de trocitos de piña natural o de lata

2 kiwis pelados y rebanados

2 manzanas rebanadas

Para el aderezo

1/2 de taza de mayonesa *lite*

1/2 taza de yogur natural

1/2 cucharadita de vinagre

1/2 cucharadita de mostaza

1 cucharadita de azúcar

1 pizca de sal

Preparación

▶ En una ensaladera mezcle la col con la lechuga y frutas. Con un tenedor bata los ingredientes para el aderezo. Ponga el aderezo aparte para que cada cual se sirva a su gusto. Rinde entre 4 y 6 porciones.

EJOTES A LA FRANCESA

Ingredientes
2 libras de ejotes cocidos y finamente picados, pueden sustituirse por una de *french green beans*
1 ajo picado
1 cebolla finamente rebanada

Preparación
▶ Luego de cocidos los ejotes o *green beans*, escúrralos y déjelos en la sartén. En otra sartén de teflón con poco aceite de oliva acitrone la cebolla y el ajo.
▶ Cuando la mezcla esté lista colóquela sobre los ejotes o *green beans* y sazone con sal y vinagre balsámico a su gusto. Tápelos y a comer.

POLLO ACEITUNADO

Ingredientes
4 piezas de pollo sin piel
Aceitunas al gusto
6 alcaparras grandes
3 limones
3 jitomates picados
2 dientes de ajo finamente picados
Sal y pimienta
Aceite de oliva

Preparación
▶ Deje hervlr el pollo 5 minutos y tire esa agua. Lave y seque cada pieza, úntela con limón por todos lados y sazónela a su gusto.
▶ En la sartén, con poquísimo aceite, dórelas y añada poco a poco el tomate, ajo, alcaparras y aceitunas con un poco del vinagre que traen y vuelva a revisar el punto de sal. Tápelas y a fuego lento cocínelas hasta que el pollo esté suave. Personalmente, yo sazono con caldo de pollo en polvo; si no tiene, póngale del que viene en cubitos. Una variante es cocinar al horno por 20 o 30 minutos a 350°F.

ROLLITOS DE PECHUGA

Ingredientes

3 pechugas grandes sin piel y aplanadas
6 rebanadas de jamón de pavo
1 pimiento morrón rojo cortado en tiras
1 pimiento morrón verde cortado en tiras
1/2 cebolla picada
1 lata de espárragos (opcional)
Sal y pimienta al gusto
Aceite de oliva

Preparación

▶ Parta cada pechuga a la mitad y ponga sal y pimienta en ambos lados.

▶ Sofría las rajas de pimiento y de cebolla hasta que estén suaves. Sáquelas y colóquelas en un platón.

▶ Encima de cada pechuga ponga una rebanada de jamón, rajas, cebolla y espárragos. Enróllelas y sujételas con palillos. Hornéelas de 20 a 30 minutos a 350°F.

POLLO GUISADO

Ingredientes

1 pollo cortado en piezas y sin piel
1 cebolla picada
2 jitomates picados
1 taza de chícharos
4 papas peladas y cortadas en cuadritos
3 zanahorias cortadas en cuadritos
10 ramitas de perejil
2 tazas de agua o lo que se necesite
1/4 de taza de vino blanco
Sal al gusto
Aceite de oliva

Preparación

▶ En poco aceite fría la cebolla, jitomate y pollo hasta que empiecen a dorar.

▶ Agregue el agua y verduras; caliente a fuego medio hasta que todo esté cocido.

▶ Revise el punto de sal.

▶ Retire del fuego, vierta el vino, tape y espere 10 minutos. Sirva al momento.

ALBONDIGÓN DE CARNE MOLIDA

Ingredientes
1/2 kilo de carne de res molida con poca grasa
1/4 de kilo de jamón molido con poca grasa
Las claras de 2 huevos orgánicos (ver capítulo 6.)
1 zanahoria rallada
1 cebolla mediana picada o rallada
Un poco de perejil picado
1 cucharada de salsa inglesa
2 cucharadas de mostaza regular
Tocino de pavo, el necesario
Sal y pimienta

Preparación
▶ Mezcle todo perfectamente.
▶ Unte un poquito de aceite en una cacerola honda, ponga en el fondo dos o tres tiras de tocino y vacíe la carne preparada. Se tapa y pone a fuego bajo a que se caliente la cacerola. Luego bajar el fuego para cocinarlo por media hora o hasta que la carne se despegue de los bordes. Si tiene mucho jugo se puede dejar un poco más al fuego sin la tapa. Cuando esté lista escurra el jugo y sirva acompañando con vegetales.

PESCADO CON ESPINACAS

Ingredientes
Espinacas frescas y lavadas
Filetes de pescado marinados con limón, sal y pimienta
Pimiento morrón al gusto cortado en tiritas
Aceitunas al gusto
Alcaparras al gusto
Perejil picado

Preparación
▶ En una olla de acero quirúrgico (si no la tiene, deberá ser de las gruesas para cocinar) sin calentar, ponga lo siguiente: un poco de aceite, una cama delgada de hojas de espinaca, luego los filetes de pescado, unas tiras de pimiento morrón, aceitunas, alcaparras, poco perejil picado y otra cama de espinacas.
▶ Cocer a fuego medio y cuando la tapa esté caliente, baje la flama al mínimo y cocine por 10 minutos o hasta que esté en su punto. Revise el punto de sal.

POLLO A LA MOSTAZA

Ingredientes

1 pollo orgánico en piezas o dos pechugas partidas y cuatro muslos con piernas.
Revolver y marinar el pollo por media hora con:

1 cucharada de caldo de pollo en polvo

1 cucharada de salsa Maggi

3 limones en jugo

Para el platillo

1 paquete de caldo de pollo

3 cucharadas de mostaza regular

Pimienta al gusto

1 cebolla finamente picada

Aceite de oliva al gusto

Preparación

▶ En una olla o sartén honda ponga un poco de aceite de oliva y dore la cebolla y el pollo previamente marinado con el caldo de pollo; añada la salsa Maggi, los limones, sal y pimienta.

▶ Cuando la cebolla está salteada y tomó color, cubra con agua y añada más caldo de pollo en polvo y la mostaza. Revuelva toda la mezcla y revise el punto de sal, si falta agréguela y tape. Cocine a fuego bajo por lo menos media hora o hasta que el pollo esté suave.

SOPA DE LENTEJAS CON SALCHICHAS

Ingredientes

1 poro chico rebanado

2 zanahorias peladas, cortadas en cuadros

1 cucharadita de ajo

2 cucharadas de aceite de oliva

2 jitomates asados, pelados y cortados en cuadros

1/2 kilo de salchichas de pavo

2 litros de caldo de pollo hecho con cubitos o polvo

1 taza de agua

1/2 taza de lentejas limpias y lavadas

Perejil al gusto

Sal y pimienta al gusto

Preparación

❯ En una cacerola, fría en aceite el poro, la pimienta, la zanahoria y el ajo en aceite caliente hasta que estén suaves; añada las salchichas y los jitomates; incorpore para que se impregnen los sabores. Después, vierta el caldo, el agua y las lentejas.

❯ Cuando la mezcla suelte el hervor, agregue perejil, sal y pimienta. Cocine a fuego bajo hasta que las zanahorias y las lentejas estén cocidas. Cuando esté listo póngale un chorrito más de aceite de oliva. Es mi favorito.

SOPA DE CARNE ESTILO NORTEÑO

Ingredientes

1 kilo de chambarete de res cortado en cubos
1/2 cebolla picada
1 cucharada de aceite
2 cucharadas de consomé de res en polvo
1/2 cucharadita de orégano seco
1/4 de cucharadita de mejorana seca
1 hoja de laurel
1/4 cucharadita de pimienta molida
1/2 taza de ejotes limpios
4 papas peladas cortadas en cubos
2 zanahorias en cubos
1 tallo de apio rebanado
1/2 taza de chícharos limpios
2 tazas de granos de elote congelados
2 jitomates pelados, cortados en cubos, sin semillas

Preparación

❯ En una cacerola grande ponga a freír la carne con la cebolla en el aceite caliente. Escurra el exceso de grasa y añada las 8 tazas de agua, el consomé de res, el orégano, la mejorana, el laurel y la pimienta. Deje cocinar a fuego bajo hasta que la carne esté cocida y suave.

❯ Cuele el caldo y quite los huesos de la carne, pártala en trocitos. Regrese el caldo a la olla y cueza los ejotes, las papas, las zanahorias, el apio y los chícharos; por último añada los granos de elote y los jitomates picados.

❯ Cuando la verdura esté suave, devuelva la carne a la olla y caliente antes de servir. Rinde 8 porciones.

SOPA DE PAPA CON PIMIENTO

Ingredientes

1 cucharada de aceite
4 o 5 rebanadas de tocino de pavo finamente picado
1 poro mediano picado
4 cucharadas de cebolla picada
1 pimiento rojo, chico y picado
1/2 kilo de papas peladas y cortadas en cubos
2 dientes de ajo picados
1/2 taza de jitomate licuado
2 litros de caldo de pollo
1 cucharada de perejil picado
Sal y pimienta

Preparación

▶ Caliente el aceite y dore el tocino; añada el poro y la cebolla, revolviendo bien. Agregue el pimiento y las papas y cuando estén transparentes, incorpore el ajo y cocine durante 2 minutos más. Vierta el jitomate y cocine durante 4 minutos. Revuelva constantemente. Añada el caldo de pollo, sal y pimienta. Tape la cacerola, baje la flama y deje hervir hasta que todo esté cocido y suave.

▶ Sirva caliente, adórnelo con el perejil picado.

CALABACITAS RELLENAS

Ingredientes

4 calabacitas largas
2 cucharadas de aceite de oliva
4 cucharadas de cebolla finamente picada
1 chile verde picado
2 jitomates pelados, picados, sin semillas
Cilantro al gusto
Queso blanco rallado al gusto

Preparación

▶ Cueza ligeramente las calabacitas, pártalas por la mitad a lo largo y retire parte de la pulpa con una cuchara.

▶ Derrita la mantequilla en el aceite de oliva y sofría la cebolla; añada el chile picado, la pulpa de calabacita y el jitomate. Sazone con sal y pimienta.

▶ Cocine durante 5 minutos más. Rellene las calabacitas con esta preparación, rocíelas con el queso y hornee a 300°F durante 5 minutos o hasta que el queso se derrita. Sírvalas inmediatamente.

SOPA DE CEBOLLA

Ingredientes
6 cebollas finamente rebanadas
Aceite de oliva, el necesario
2 latas de caldo de res diluído con dos latas de agua
2 latas de sopa de cebolla *(French onion soup)*
Hierbas finas
Sal y pimienta
Consomé de pollo en polvo para sazonar

Preparación
▶ Saltee la cebolla en un poco de aceite hasta que esté suave. Agregue todas las latas de sopa. Diluya el consomé de acuerdo con las instrucciones y añada las hierbas finas. Sazone con sal y pimienta y caldo de pollo en polvo.

▶ Tape y cocine durante 20 minutos. Sirva con trocitos de queso blanco. Es riquísima.

▶ Cuando pueda comer más grasa, sustituya el aceite de oliva por mantequilla, añádale una media taza de vino blanco y queso chihuahua o suizo sobre rebanaditas de pan tostado y espere a que se derrita con el calor de la sopa. Pero eso sólo hasta que pueda, mientras tanto, es algo diferente y nutritivo.

PAPITAS CAMBRAY CON PEREJIL

Ingredientes
1/2 cebolla picada
90 gramos de mantequilla
1 kilo de papitas, cocidas y peladas
6 cucharadas de perejil lavado, finamente picado
1/2 taza de pan molido
Salsa inglesa
Jugo Maggi
Pimienta molida

Preparación

▶ Saltee la cebolla en la mantequilla, hasta que esté suave y transparente. Agregue las papas y el resto de los ingredientes, excepto el perejil chino. Cocine hasta dorarlas. Mueva continuamente y adorne con perejil chino.

▶ Variación: en lugar de cebolla utilice dientes de ajo picados. Rinde 10 raciones.

SALPICÓN DE CARNE

Ingredientes

1 kilo de falda de res
Sal
1 lechuga romana lavada y finamente picada
3 aguacates rebanados
3 jitomates rebanados
Queso tipo panela o añejo o de rancho desmoronado
Sal y pimienta
Aceite de oliva al gusto
Vinagre balsámico
Cebolla finamente rebanada

Preparación

▶ Ponga a cocer la carne en agua con sal. Déjela enfriar y deshébrela. Mezcle con el resto de los ingredientes, menos el aguacate, el tomate y el aderezo de vinagre balsámico y aceite de oliva que añadirá hasta que vaya a servirlo, porque se ablanda la lechuga.

▶ De preferencia, usted no se sirva con aguacate, déjelo para el resto de los comensales; coma aguacate hasta que esté en una etapa avanzada de la dieta.

PUCHERO

Ingredientes

7 litros de agua
1 kilo de retazo con hueso
2 elotes cortados en tres partes
1 taza de garbanzos remojados desde la víspera
2 cubos de caldo de pollo Maggi
6 ejotes cortados a la mitad
3 zanahorias peladas y cortadas a la mitad

1 chayote cortado en 6 porciones
1 rama de cilantro
1 taza de col picada en trozos gruesos
2 calabazas o zucchinis cortadas en tres partes
3 papas cortadas por la mitad

Preparación

▶ En una olla con el agua, cueza la carne, los elotes y los garbanzos. Cuando la carne esté cocida, añada los demás ingredientes. Deje hervir hasta que la verdura se cueza. Sirva caliente.

LOMO EN SALSA DE CEBOLLA

Ingredientes

1 pieza de cuete, bola o lomo redondo, largo y de mediano tamaño
1 cebolla rebanada finamente
Sal de cebolla, ajo en polvo, pimienta al gusto
Aceite de oliva
Aderezo preparado con naranja agria
2 latas de sopa de cebolla francesa (*French onion soup*)

Preparación

▶ Condimente la carne con caldo de pollo Maggi y la pimienta. Fríalo en la olla express con un poco de aceite.

▶ Vacíe las latas de sopa de cebolla, diluidas de acuerdo con las instrucciones. Sazone con sal, pimienta y caldo de pollo en polvo; cocine de 45 minutos a una hora a fuego medio, hasta que esté suave.

▶ Sáquela y enfríela, después rebánela. Todo el caldo de la olla rocíelo sobre la carne ya rebanada acompañando el plato con arroz blanco hervido.

ENSALADA DE CÍTRICOS

Ingredientes

1 pera
1 naranja
1 toronja
1 aurúgula (lechuga tipo escarola)
3 hojas de endivias
Frambuesas para decorar

Para la vinagreta:
El jugo de un limón
4 cucharadas de jugo de naranja
4 cucharadas de jugo de toronja
3 cucharadas de aceite de oliva
Sal

Preparación

▶ Colocar todos los ingredientes en un tazón.

▶ Para la vinagreta: incorpore los ingredientes, dejando el aceite de oliva para el final para probarle la sal.

▶ Rocie la ensalada con la vinagreta. Decorar con frambuesas. Es mi favorito para acompañar carnes, pollo o pescado a la parrilla.

PURÉ DE PAPA DIETÉTICO

Ingredientes

I bolsa de papa roja bien lavada, partida con cáscara
1 bote de caldo de pollo del que viene en envase de cartón
Caldo de pollo en polvo para sazonar
Leche *lite (fat free)*
Sal y pimienta
2 cucharaditas de perejil finamente picado
Queso parmesano fresco rallado

Preparación

▶ Hervir las papas en el caldo de pollo. Añada la sal y el consome de pollo en polvo.

▶ Cuando estén tan cocidas que se desbaraten en el caldo, aplástelas hasta hacer el puré. Agregue el perejil y la leche necesaria para darle la consistencia que desee y siga batiendo.

▶ Vacíelo en un molde, espolvoree con el queso parmesano y hornéelo a 350 °F hasta que el queso se derrita o el puré esté dorado. Es delicioso.

HONGOS PORTOBELLO

Ingredientes
Hongos Portobello
Vino tinto, el necesario
Ajo picado del envasado
Hierbas finas
Preparación
❱ Unas dos horas antes de prepararlos, ponga a marinar los hongos, hierbas y ajo en el vino. En una sartén caliente ponga un poco de aceite de oliva; ahí dore los hongos, si le hace falta otro poco de aceite de oliva, añádalo junto al vino tinto hasta que sienta que toman una consistencia fuerte y el líquido casi ha desaparecido. No los deje resecar.

ARROZ HERVIDO

Ingredientes
1 bolsa del arroz precocido que viene listo para cocinarse en una sartén
Vegetales al gusto
Sal
Preparación
❱ Ponga el agua con la sal en una olla, cuando suelte el hervor, coloque la bolsa de arroz durante 10 minutos. Al final, saque la bolsita, escúrrala y póngala en una sartén para que guarde el calor.
❱ Puede combinar el arroz con cualquier tipo de vegetales y aderezar con un chorrito de aceite de oliva y ¡ya está! Es el perfecto complemento.

MANZANAS O PERAS AL HORNO

Ingredientes
Azúcar de dieta especial para hornear
Canela molida al gusto
6 manzanas Gala, Golden o peras Bartlet
Pasitas al gusto
Preparación
❱ Caliente el horno a 350 °F. En un platón hondo combine azúcar, pasitas y canela mezclando bien todo.

▶ Pele y retire el centro de las manzanas; si son peras pártalas a la mitad y quite el centro. Añada agua justo como para cubrir el fondo de la fuente para hornear.
▶ Espolvoree la fruta con la mezcla de azúcar de dieta, canela y pasitas y tape con papel aluminio. Hornee 45 minutos o hasta que las manzanas estén tiernas. Rinde 6 porciones.

25. De acupuntura y algo más

María López, para algunos productora ejecutiva de los programas *Primer Impacto*, *Noticias y más* y *El Gordo y la Flaca*; para mi familia, madre sustituta de Antonietta durante varios años cuando, en mis ausencias por el trabajo, ella la llevaba consigo para que no estuviera sola y, simplemente, la primera amiga que tuve al llegar a Miami, me dio una noticia: "Me caso en octubre. Faltan unos meses pero decidí que el cortejo lo formen mis tres niños: Carlos, mi hijo, y Juani y Antonietta, mis *otros niños*".

La felicité, por supuesto que Antonietta estaría feliz. Mientras María se alejaba, pensé en la tremenda panza, abdomen y cachetes que yo tenía.

Hacia meses que necesitaba bajar de peso pero, como todo en la vida, las dietas son una moda. Llegan, hacen furor, pierden efecto y desaparecen. La última —no recuerdo cuál fue— me dejó muy mal y al parecer no había nada nuevo en el panorama.

El anuncio de la boda de María me tomaba desprevenida y gordísima. Nereida, mi costurera, al oír que llegaba a su casa tembló pensando en qué nueva compostura inventaría para que mi ropa nueva, quizá con una sola puesta, me siguiera quedando. Ya no podía recorrer más los botones que estaban en la orilla misma de la tela. Lo peor de todo es que usted estará de acuerdo en que los gurús de las dietas aparecen cuando menos lo imagina: "¿Viste a Fulanita qué bien está? Es una nueva dieta de tal y tal".

Y eso es como decir: "En sus marcas, listos, fuera", en una carrera a la que salimos como locos para llegar antes que nadie. Recuerdo aquella amiga que se dirigió directamente a mí cuando me vio:

—No creas que me meto en lo que no me importa, pero creo que deberías ir a ver al médico que está haciendo adelgazar con acupuntura.

—¿Acupuntura?

—Sí. No imaginas qué cosa más grande, acupuntura, algo novedosísimo; anímate, no seas boba, total ¿qué tienes que perder? Te ponen las agujitas y dejas de comer como por arte de magia, eso sí que es lo más nuevo.

Aquella sí que estaba más perdida que un chino en medio de un entierro griego. ¿Nueva la acupuntura?

Era un hecho que mi piadosa amiga pasó de noche por las clases de historia e ignoraba los milenios de la sabiduría oriental. Para ser honesta, yo tampoco sabía mucho, pero de imaginarme como alfiletero de costura... no, qué va. Bueno, eso hasta que en realidad algo me orillara a decir: "Está bien. Déle duro a los alfileres que tengo una boda y esta gorda no va a ser parte de la atracción, y si llego así no van a parar los comentarios piadosos: la pobre, mira como ya se puso igual". Sí, porque siempre la fregada fracesita es la misma, como si no pudieran inventar otra.

Días después, encontré a mi nuevo salvador y más pronto de lo que imaginé estuve lista para la flagelación porque, en verdad, ese clavado de agujitas es eso, un martirio para purgar pecados.

"Oiga, doctor: tengo miedo por el SIDA; esas agujitas ¿son nuevas o usadas?"

El hombre rió, pero disipó mi duda, que es la de muchos: la tecnología actual las hace por millones, así que con cada paciente son para usar y tirar. El dilema es el mismo en todo lo que se pone de moda: saber escoger el acupunturista, porque hay muchos que no lo son, pretenden saber y de plano "la riegan".

Después de varias sesiones bajé algunas libras. El día de la boda de María estaba más o menos gordita, pero no gordota y la prueba es que los comentarios no se centraron en mí. María lucía bellísima y el cortejo ni se diga. Pasó la boda y con ella la motivación. Ninguna dieta se puede hacer esperando tal o cual cosa.

A favor de la acupuntura déjeme decirle que sí trabaja. Noté que estaba menos nerviosa, como que encontraba más calma para el alma, pero lo mío no es sólo eso. La acupuntura requiere de la constancia para la flagelación semanal de cambiar las agujitas y si se caen no funciona. La flagelación no es útil si al sentir hambre no se aprieta el punto que tiene marcado con aquellos pequeños alfileres, cosa que por supuesto duele y que se evita hacer, por lo que muchos piensan que no sirve.

No, lo repito: los que hacen cosas así sólo desacreditan las buenas intenciones, ensuciando empresas nobles. Esto lo digo por un conocido mío de Univisión. Es joven, tiene muchísimo sobrepeso, quizá unas 120 libras, pero quiere adelgazar como a él y sólo a él le convenga. Yo misma le hice unas cuantas citas, no para satisfacer su vanidad, sino por su salud. Tiene problemas para respirar, para caminar, se enferma a menudo, y eso no es otra cosa que libras en exceso. Me he cansado tratando de hacerlo entender que él, como muchos, cuando tienen hijos son responsables en partida doble de su gordura porque la apatía puede dejarlos huérfanos. Él siempre tiene una buena excusa, pero esa vez fue la última.

—Mira, siguiendo tu consejo fui al acupunturista.

—¿Mi consejo? ¿Y cuándo carajos te lo di? Si hace como dos años que no lo veo; es más, si lo encuentro en la calle ya no recuerdo ni su cara. No seas descarado.

—Bueno, chica, no seas tan fuerte, es que recordé cómo bajaste de peso con él y eso es lo que me conviene.

Dijo una verdad, era lo que le "convenía", mas no lo que necesitaba. Y está bien, cada cual con su problema. Lo malo es que siempre hay quien conoce al especialista en cuestión y los comentarios no se hacen esperar: "Fulanito anda mal por el peso, pero peor está el acupunturista que lo atiende y que le cobra por tenerlo así".

¿Entiende el porqué de mi molestia?

El personaje en cuestión sin quererlo —porque es una buenísima persona— está dañando el prestigio de un método que funciona, pero no en su caso pues es del conocimiento público la forma en que come pizzas y chocolates. Los médicos chinos utilizan las agujas hasta como anestesia pero hay que ser constante en su uso. Y se debe ser honesto para reconocer que funciona sobre centros nerviosos, pero no paraliza la boca.

Mi experiencia es que sí me ayudó; es un método alternativo contra la ansiedad y el nerviosismo, pero que requiere el apoyo de algo más científico, como el trabajo de un especialista en bajar de peso. Escogiendo un buen médico y combinando las terapias —es decir, aceptando la flagelación de cambiar agujitas y apretar cuando ataca el hambre—, tiene sus efectos, lo demás será cosa de usted y de la forma en que acostumbre autoengañarse ante el fracaso o el miedo de aceptar cambiar por el esfuerzo que implica.

Entonces, antes de echar tierra al que no tiene culpa, piénselo, porque ¡no se vale!

26. Para ser bellas hay que ver estrellas

Nunca antes me sentí como una momia egipcia, toda envuelta en vendas, hasta el día en que llegué al consultorio del médico que estaba causando una revolución entre las "gordas crónicas" que vivíamos en la capital mexicana. Era el final de los años ochenta y su dieta a base de pura comida funcionaba. Pero entre los servicios que ofrecía y que complementaban el régimen, estaba lo que él llamaba una terapia de "choque térmico" al cuerpo (¿?). En verdad que impresionan los nombrecitos. Cuando me dijeron que ambos tratamientos combinados harían que perdiera volumen y peso más rápido, para que le cuento; imaginándome como sílfide dije sí al instante.

¡Ay, Dios mío! Cuando el médico me explicó lo que era me dieron ganas de salir corriendo, pero afloró el valor inusitado propio de nosotras, las heroínas de esta película, y creo que no tuve tiempo de pensarlo mucho, era algo así como: "o aprovechas la genial oferta o te quedas gorda malhecha".

Hay que tener en cuenta que el reino de la persuasión trabaja a sabiendas de que el cerebro de los que engordamos tiene un ingrediente primordial para el descontrol: la compulsión. El médico, previendo exactamente cuál sería mi reacción, siguió hablando: "Mire usted: un mínimo de cuatro veces por semana tendrá que someterse al tratamiento, que consiste en la aplicación de vendas con una preparación a base de agua que engaña a la parte del cuerpo donde se usen, de manera que éste piensa que se encuentra en el polo norte y de inmediato ordena combustión en esa parte; las células trabajan más rápido por el calor que se envía hacia esa región y, con la

201

constancia, el resultado serán pulgadas de menos. Ahora, pase con la asistente a cambiarse, ya que los vendajes se aplican directos a la piel".

¡Hágame usted el fregado favor! Como dirían en mi pueblo.

Pero seguro que me la creí, porque comencé a filosofar sobre los adelantos que engañaban al cuerpo y disolvían la grasa. ¿Dónde me cambio?

Del baño salí directo a una mesa donde me envolvieron como tamal bien fajado. De pronto ¡ay nanita!, la mujer que aplicaba el tratamiento —siempre nombran las cosas con nombres científicos— en realidad mojaba unas vendas en una cubeta de agua fría que debía contener "el maravilloso secreto". Cuando terminó el empaquetado aquel, me dijo que tendría que esperar ahí por lo menos 45 minutos, y salió dejándome sola.

Ya sé que ahora usted se preguntará qué paso. Pues ¿qué cree?

Heroicamente esperé resultados, y no con las 15 sesiones originalmente programadas, sino con 100 empapada en agua helada. No perdí una sola pulgada por eso sino por la dieta estrictísima, pero pesqué una gripe que por poco me pone al borde de la muerte.

Cómo me sentiría, que me recuerdo enferma en cama con fiebre, tos y dolor en el pecho por el enfriamiento, repitiéndome: "Ya ni la friegas, Collins, ¿no aprendes?"

Pues no, por supuesto que no. Yo hago honor al dicho aquel: para ser bellas hay que ver estrellas.

Aunque, realmente, con los avances cosméticos ya no hace falta tanto. No siento vergüenza por haberme hecho algunos arreglitos, todo lo contrario, y ¿cómo no hacerlo?

Ya le dije que de joven fui flaca, con poco dinero para vestir aunque simpática, pero no bonita. Ésa era y es una mala combinación. Así, cuando pude comencé a reconstruirme poco a poco. No voy a ser hipócrita y negar que lo he hecho porque lejos de ayudar a las demás, las deprimo. Para mí es un halago escuchar de frente y a mis espaldas: "Mira qué bien está, cómo se cuida".

Cristina Saralegui nos dio a todas una gran lección cuando, hace unos años, se sometió a una cirugía plástica del rostro y compartió la experiencia con el auditorio de su programa y con los televidentes; sé que hubo muchas mujeres que gracias a esa confesión de Cristina decidieron dar el paso y quitarse lo que les molestaba.

Yo recuerdo que la primera vez que iba a someterme a una liposucción me asaltaban los malos presentimientos: "¿Y si me pasa algo por andar de presumida componiéndome?"

Gracias a Dios que conté con una amiga —una de aquellas de la "ley del de junto"— que de inmediato me puso en el carril.

"Ven acá, ¿cuando te miras al espejo te disgusta lo que te vas a componer? Porque si es así, el que canceles la operación es fácil; lo que no será fácil es enfrentarte diario al espejo, porque ver lo no te gustaba te va a recordar que estuviste a punto de eliminarlo y que no lo hiciste por cobardía. La diferencia entre quienes se ponen mejor a costa de sacrificios es sólo una: tomar la decisión, nada más."

Por supuesto que la tomé. Y cada vez que lo he hecho recuerdo aquel maravilloso sermón.

Soy cuidadosa en escoger al profesional que tendrá mi vida en sus manos. Así, con mi amiga Flor Mayoral y con el doctor Carlos Wolf, en un par de ocasiones recurrí a la liposucción de los lugares donde hay grasa de la que es brava y que ni con 100 dietas sale.

Hace unos 15 años que uso colágeno, y unos tres que con Botox borro temporalmente las arrugas del entrecejo.

Por supuesto que tomar la decisión para todo esto da miedo, pero enseguida me pregunto: "¿Miedo tú, Collins? Miedo da ponerte como jamón de *delicatessen*, choncha y grasosa". ¿Duele? Sí, por supuesto, pero más duelen las arrugas.

¿Pena? No, ¿por qué? Pena me dan otras cosas, como los casos de algunas amigas que a última hora cambian de médico porque les cobraba más caro, para que después del procedimiento algo saliera mal y estén arrepentidas. Eso sí da pena; si el procedimiento es en el rostro, no tenemos otro, es el único.

Últimamente son más y más las noticias que ponen al descubierto a médicos que, haciéndose pasar por cirujanos plásticos, terminan con la esperanza de mujeres que sólo deseaban verse mejor.

Ser vanidosa y querer lucir mejor no es ya uno de los pecados capitales que aprendíamos en el catecismo del colegio religioso, que nos amenazaba con enviarnos al Infierno donde nos esperaba un diablo con un gran trinche para clavarnos por querer ser bonitas. A Dios gracias el catecismo ha cambiado y la cirugía plástica también.

Así que, ¿quiere hacerse una compostura? Pues hágala. Pero tenga mucho cuidado en el cómo y con quién.

Escoja siempre el periodo del año en que hace menos calor porque es menos molesta la recuperación. Discuta con su médico los beneficios de tomar antes de cualquier cirugía plástica dosis de vitamina C, que evita los moretones y ayuda para la cicatrización.

Infórmese sobre las medicinas —que venden de México hacia el Sur— y que son maravillosos desinflamatorios.

Y cuente con su pareja o con una buena amiga que la acompañe en la aventura, que sea el escudo de los curiosos, capaz de inventar alguna salida airosa y de reír con ganas ante los cuestionamientos.

Cuando mi mamá, desde San Diego, donde vive, me nota algún cambio, de inmediato llama a mi hermana Raquel: "Aunque ustedes lo nieguen dile a la Cuquis que sé que algo se hizo, y que a mí, que la parí, no me va a engañar... ya no es la misma que yo hice".

27. Tina María y Emelina

En realidad, por mucho que le digan a uno, esto pasa verdaderamente "al aire" de cada cual. Hay un momento en que empezamos a despertar a media noche bañadas en sudor, con palpitaciones. Sucede por la madrugada. Nadie se dio cuenta pero una sí recuerda la primera vez que lo sintió. Es algo que sube de intensidad poco a poco, pero que comienza de forma imperceptible, después aumenta y, al final, es insoportablemente notorio.

Anda uno con abanicos de cartón echándose aire hasta con un pedazo de periódico. La cara se pone roja por el cambio de temperatura.

Si hay compañero en la cama, no falta el comentario:

—¡Ay, qué calor!

—¿Calor? ¿Qué te pasa? ¡Si me muero de frío!

La vida en casa se vuelve un ir y venir al pasillo donde está el aparato de aire acondicionado. Sigilosamente uno va y baja la temperatura, sin considerar que otras manos, desde distintos cuartos de la casa, temblando de frío, van y lo vuelven a subir, no sin antes murmurar: "Es mi mamá, ahora creo que está mutando a la personalidad de un esquimal".

Durante la noche sigue el dar y dar vueltas en la cama hasta que amanece, o hasta que el sueño vence y es hora de pararse a trabajar.

Pero todavía no llega la mayor frustración. Ésta aparece en el momento en que los análisis médicos muestran que, a pesar de todo lo que he contado, aún no hay una evidencia de deficiencia hormonal.

—Todavía no podemos darte nada, porque aunque los síntomas corresponden a una menopausia, ésta no se ha presentado clínicamente —dice el médico con voz seria. Es inútil explicar.

—¿Cómo puede ser si me la paso cambiando de carácter; voy del llanto a la ira, no puedo dormir, en la noche los bochornos son insoportables y me baño en sudor; estoy engordando y me deprimo incontrolablemente, como si a diario me enterara de que se me murió alguien?

Nada. Silencio ante lo infranqueable, aunque la bondad del médico lo lleva a recetar antidepresivos para librar un poco la tragedia diaria.

No hay un tratamiento clínico perfecto contra la premenopausia. O se lo dan cuando ya se presenta el síntoma pleno o a fregarse como las buenas todo ese tiempo, dos, tres y hasta cuatro años, hasta que por fin se haga visible. Es una etapa de desesperación porque el temido cambio de edad apareció antes de lo previsto, y el mismo ginecólogo que le diera a una las increíbles noticias de la llegada de los hijos, lidiando con embarazos y enfermedades a lo largo de la vida, es a quien le toca anunciarnos la dura verdad: "Lo siento, tengo que tener mucho cuidado en lo que te damos. No por solucionar una cosa vayamos a provocar otra".

He salido de las consultas de endocrinólogos y especialistas con la misma sensación de frustración y tristeza; con la misma pregunta que se hacen millones de mujeres.

¿Cómo es posible que hemos llegado a construir una estación espacial internacional y nadie encuentre el remedio que nos haga más llevadera la vida a quienes, sin lugar a dudas, somos toda una nueva generación que en otros tiempos tejería chales y suéteres para los nietos, convertidas en jamones de Jabugo?

Y si todavía no cree que puede haber algo peor, pregúnteselo a quienes han pasado una histerectomía, es decir la extracción del útero. Al faltarles el periodo menstrual, la premenopausia y la menopausia se presentan sin que se puedan detectar. ¿Cómo, si no tienen periodo? Siempre hay alguien a quien le va peor.

Estamos viendo la luz al final del túnel, pero mucho me temo que cuando aparezcan los descubrimientos no sean para beneficio de mi generación, sino para las que vienen detrás.

Hace años, mi comadre Talina Fernández me decía: "Mire, comadre, nadie verdaderamente nos previene, y aunque cada día hay más investigaciones, alguien tiene que ayudarnos en el punto más importante de la menopausia que no sólo es controlar los síntomas, sino advertirnos de los efectos de la falta de calcio mucho antes de que se presente. Cuando me diagnosticaron osteoporosis, es decir, la pulverización paulatina de los huesos, ya era tarde".

Realmente, cuando nos damos cuenta, es porque apareció la joroba en la espalda y no nos enteramos de que si muchísimos años antes tomamos vitaminas y calcio, podemos librarnos del efecto.

Entonces, ante la sola palabra "menopausia" qué queda, ¿tirarse al abandono y esperar su llegada? La respuesta es, por supuesto, ¡no!

Mis temores de un futuro tenebroso imaginándome gorda y cada día más y más chiquita porque los huesos se me convertían en polvo, se desvanecieron con dos ejemplos que dejan con la boca abierta.

Uno lo conocí al formar parte del Club de la Salud de Cristina Saralegui. Se llama Emelina. Probablemente usted la recuerde también. Vive en Nueva Orleáns, tiene 60 años y tiene una actitud que ya la quisieran las muchachitas de 20 años. Posee un cuerpo envidiable, tiene un gimnasio donde enseña levantamiento de pesas y ejercicio. Como hispana nació y creció en una dieta de carbohidratos y, además, sin hábito de ejercicio, con tesón llegó a un éxito extraordinario.

El otro es el de Tina María, una de las hermanas de María Elena Salinas. Ella deja a su paso bocas abiertas. Orgullosamente anuncia tener 50 años; cómo no confesarlo, sus dos nietas son su vivo retrato y están orgullosísimas de ella que, más que abuela, parece su hermana mayor. María Elena la recuerda siempre como una persona impecable, permanentemente preocupada por lucir bonita por dentro y por fuera. Tina María Salinas es abuela de tres niños.

"Hace nueve años me llegó la menopausia. El médico me recetó estrógenos y al otro día de tomarlos paré en el hospital hinchada y con problemas. Al salir de ahí decidí botar a la basura todo lo químico y salir adelante por mí misma; eso cambió mi vida totalmente. Mi receta para vivir feliz después de la menopausia la encontré así: solita investigué, me documenté con libros de medicina natural, por medio de mis amigas, tomé sólo cosas naturales y usé el sentido común.

"Cuando estás en la premenopausia es cuando dejas de producir estrógenos, minerales, vitaminas; entonces el sentido común indica que los repongas en forma natural. Personalmente, el Saint John Worth, un suplemento natural, me ayudó mucho. ¿Cómo saber de esto? Es importante ir a las tiendas de vitaminas naturales para encontrar ahí las que suplan al estrógeno. La medicina natural no funciona inmediatamente, sino como al mes, pero a diferencia de lo convencional, sus efectos se convierten en beneficios a largo plazo. No engorda, no te hace daño. Lo único que funciona con la menopausia, si no se desean las hormonas establecidas en forma de parches, inyecciones o pastillas, es seguir la ingestión de estrógenos naturales y tomar mucha vitamina C, una diaria que sea ultramega (la única que repone todos y cada uno de los minerales que ya no produces y te da energía).

"Aparte, para tener energía, tomo todo lo que contiene soya y mucho polen de abeja, generalmente una cucharadita por la mañana. Como fruta en abundancia, y la que más me gusta es la papaya. Todas las mañanas me hago un batido de papaya, polen y yogur natural descremado con un chorrito de miel. Mientras hago el batido me unto la cáscara de papaya en la cara como si fuera mascarilla, esas enzimas son maravillosas en la piel. Como vegetales verdes, muchas sopas, proteína y, diario, un jitomate rebanado, pase lo que pase. El jitomate tiene mucho potasio, un mineral muy importante para ayudar a contrarrestar los ataques de calor. Ésta es mi receta física para estar bien."

Pero la condición de Tina María Salinas va más allá de lo que come; cada palabra suya se convierte en un consejo a seguir. Sí, como resultado está lucir bellísima a toda hora.

"Lucir bien es muy fácil si uno sabe cómo jugar las reglas de la vida. Muchas mujeres a esta edad quizá piensan que ya no tienen edad para el amor y eso no es cierto. Nos tenemos que querer mucho porque eso se refleja en la mirada; por ahí entra el amor. Hay que escuchar música y despertarse de buen humor. Dar gracias a Dios por lo que tenemos y no preocuparnos por lo que sí tenemos. Es muy importante tener un compañero emocional, pero de no ser así es fundamental aprender a vivir con una misma. He tenido la oportunidad de vivir casada y también de vivir soltera: sé vivir conmigo misma en paz. Uno de los consejos que les puedo dar a las mujeres de nuestra edad es que se miren en el espejo y se quieran mucho. Hay que saber crecer con dignidad, autoestima y respeto a nosotras mismas a la edad que sea, porque la edad es una circunstancia y nada más."

Tina María y Emelina son las dos grandes esperanzas de cómo sobrevivir al cambio de edad, eso sí, con constancia y sacrificio, pero también con actitud mental. De ellas se puede aprender mucho, principalmente que en nuestro diccionario no exista despectivamente la palabra "vieja".

208

Ellas y yo compartimos algo: orgullosamente, en un acto de infame soberbia y pretensión (que no muchas nos perdonan) gritamos a los cuatro vientos nuestras edades: "¡Tenemos 60, 50 y casi 50: miren cómo lucimos!"

Qué bonito se siente decir eso, en lugar de andar inventando mentiras que nadie cree. Aunque hay veces en que esa sinceridad también me ha colocado en situaciones donde alguien se ha querido pasar de lista, y he tenido que ajusticiarla en el más puro estilo Collins.

Un día que andaba "tazmaneando" por un centro comercial, una señora de esas que nunca faltan (y que en verdad ya me aterran nada más al verlas acercarse sonriendo) como a mediados de sus 50, pero que además lucía bastante desmejorada, alardeando en voz alta para que las demás oyeran, me dijo:

—María Antonieta Collins, desde que yo era una niñita pequeña te veo en la televisión, es increíble que seas tan mayor y te veas tan bien.

Mi cara de interrogación duró poco, antes de que le respondiera con todo mi estilo:

—¿Desde que era niña me ve en la televisión y se admira de verme? Pues tiene razón. Bien dice usted: yo tan "mayor" y requetebién, en cambio usted, tan jovencita como presume, ¡y luciendo tan fregada por la vida! Lo que son las cosas señora...

La mujer se alejó presurosa sin decir nada más.

Fui yo la que rompió el silencio sepulcral que se hizo a mi alrededor y que después se convirtío en carcajadas:

—Me pude defender de ella porque la descubrí con mi maña de mujer mayor: no en balde dicen que más sabe el diablo por viejo que por diablo. ¡Já!, y otra vez ¡já!

28. Trucos y más trucos

Durante mucho tiempo me resigné a aceptar que la gente, muchas veces, habla porque tiene boca, nada más. En el supermercado, en la calle, comúnmente escucho esto: "Mire lo que son las cosas: se ve más flaca en la televisión que en persona. Y eso que dicen que la tele engorda". Lindo, ¿no?

Algunas veces —como ahora, en medio de grandes periodos de sacrificio— eso me cae como patada de mula, y siempre me pregunto si en realidad ven el noticiero o padecen de miopía grave para no darse cuenta del cambio.

En otras ocasiones cuando he estado, en realidad, no gorda sino gordísima —y ahí están las fotos que lo atestiguan—, entonces me suena como halago de querubín celestial: "¿Viste, Collins, viste? Tú sí que deberías dedicarte a aconsejar como engañar y saber disimular kilos".

Y la mera verdad es que sí; soy buena para eso y para poder usar todos los trucos del mundo en esta lucha. Mi refrán favorito es: "más vale un truco que la cruda realidad".

Por consiguiente, aquí están los míos y también los de otros, que al utilizarlos y darme el efecto deseado, me los apropie y los comparto.

1. ¿Tiene que ir a un evento familiar y van a tomar fotos para la posteridad? No hay nada peor que al pasar los años revise las fotos y diga: "¿Ésa era yo?" Entonces sólo déjese tomar en su mejor ángulo, no por todos lados como si fuera radiografía computarizada. Sólo un ángulo. En mis peores momentos sólo me dejo tomar de frente, nunca de lado porque parece uno pared de frontón.

211

2. Cachetes y papada siempre se disimulan con maquillaje más oscuro, café de preferencia. No se preocupe, que no lucirá como apache en son de guerra, porque al poner el polvo y distribuirlo en el rostro las rayas desaparecen, pero el truco es difuminar.

3. ¿Le queda la ropa justa y se le abren los botones? Guácala, qué feo. Tiene dos caminos: recorra los botones hasta las orillas y, si quiere lucir perfecta en blusas y suéteres, hay unas tiras que se utilizan para los dobladillos y que al contacto del calor de la plancha se unen a la tela. Ésos son los mejores para sellar el frente, de manera que nunca traerá esas aberturas entre botón y botón que no sólo se ven feas, sino que denotan la gordura extrema.

4. La tecnología ha desarrollado un gran mercado para nosotras las gorditas. ¿Ha revisado con cuidado el departamento de lencería de las grandes tiendas? Si no lo ha hecho, regrese y observe cuántas cosas hay para poner en forma momentáneamente las carnes. Ya las fajas no son como las de su mamá, no. Ahora las hay para todo momento del día. Es importante, con grasa o no, después de los 30 años, usar una de las camisolas ajustables que se ponen sobre la ropa interior y que nos hacen el favor de detener los "gorditos" del torso y el abdomen. Esta receta me la dio mi amiga la doctora Mayoral. Mientras más soporte demos a un músculo que es débil, como el del abdomen, mejor. Así, no saldrán tan fácil las llantitas o, si están ahí, se detienen en tamaño. La grasa es moldeable, tanto como cuando usted rellena una salchicha, un canelón; ayude a la naturaleza a modelar sus errores.

5. Apenas comience a rebajar, dijéramos de 10 libras en adelante (dije 10 por lo menos) consiéntase. Cómprese algo nuevo, no necesita ser carísimo. Puede ser un pantalón, una blusita o unos zapatos; algo que le diga a usted lo buena que es y lo bien que se ha portado. Yo me ando regalando cosas a cada rato. Y, además, tal y como lo hiciera con mis hijas, me hago promesas: "Mira Collinsita, si sigues tan bien como hasta ahora, o mejor, la próxima vez son más cosas, pero tiene que ser un cambio más notorio". Fabio dice que no hay en este mundo alguien que se consienta tanto como yo a mí misma.

6. Cambie de color de lápiz labial y de perfume. Aunque usted no lo crea, estas dos cosas en una mujer siempre marcan nuevas etapas. A ver, haga memoria. ¿No es verdad que siempre que compramos uno nuevo sentimos que nos vemos diferentes? Vuelvo a la misma canta-

leta: todos estos regalitos están dentro de su presupuesto, son baratos y los puede comprar en cualquier parte. Ahora, en las farmacias hay lociones de aromas florales riquísimas que se aplican a toda hora, son económicas y hacen sentir muy bien.

7. Hablando de comida, evite siempre llegar al ataque del dulce que su cuerpo le tiene preparado siempre que le falte alimento. Traiga comida lista; vea a su alrededor el mejor lugar para salir corriendo y comprar algo en caso de emergencia. Lea bien esto: si siente que tiene ganas de algo entre comidas, engañe a las papilas gustativas. Lávese los dientes y la boca con una pasta dental que tenga mucha menta, cepíllese la lengua también (aunque con cuidado porque produce náusea) y enjuáguela. Verá los resultados.

8. No olvide los trueques. Lea el capítulo de la prueba de fuego y recuerde que todo en la vida es un "dame y te doy".

9. No tome carbohidratos después de las cinco o seis de la tarde.

10. No cene más allá de las siete de la noche.

11. Si le ganaron las ganas de comerse una hamburguesa de esas de tentación, pues hágalo a medias. Cómase sólo una parte del pan, pida que no le pongan nada y usted prepáresela. Si quiere comer papitas, tome sólo unas cuantas que le quiten la obsesión por el sabor que tanto quiere sentir en su boca.

12. Mastique chicle de dieta. Día a día nos enseñan que estábamos equivocadas con tal o cual cosa, ahora resulta que no es malo masticar chicle; se ve mal, sí, pero hay otras cosas que también se ven mal y que son *cool* como los tatuajes. Así que la noble misión de los chicles es no sólo quitar el aliento de dragón que da el estar a dieta, sino también ayudarnos a la sensación de estar masticando y con eso engañar a la parte del cerebro que nos pide mover la mandíbula.

13. Cuando empiece una dieta, tenga en cuenta que podrá triunfar teniendo en mente su determinación.

14. No olvide tomar las medidas del cuerpo y el registro del peso.

15. Si va al cine, antes que comerse la bandeja de los saladísimos nachos (no sé porqué, pero siempre son saladísimos) como si las dulcerías de los cines no se percataran de la onda de comida saludable que nos inunda; en fin, antes de los nachos o de las palomitas de maíz (también saladas y además con ríos de mantequilla), llévese desde su casa una bolsita de plástico con pepino cortado en cuadros pequeños, ade-

rezado y previamente enfriado; lleve sus propias palomitas de dieta, que saben buenísimas. Eso antes de caer en un pecado mortal por flojera de preparar algo saludable.

16. Si sabe que va a tener un día largo en la oficina, no se dé chance de fallar. Prepare una buena cantidad de sopa de vegetales y llévela para comer a toda hora. La va a satisfacer y de paso evitará que engorde por no tener a la mano otra cosa.

17. Prepare un buen ambiente en el sitio donde trabaja. Ponga una vela aromática o rocíe su perfume en el ambiente. Siéntase relajada y a gusto; haga lo que haga la buena vibra debe estar en su sitio de trabajo, así sea un simple rincón, alejará los demonios de querer comer y comer.

18. Aunque no le guste el agua, piense en sus beneficios: no nada más la hidratará y la llenará. Imagine que con cada vaso usted limpia ese organismo lleno de sustancias tóxicas que no encuentran la forma de salir.

19. Compre ropa que sólo saque partido a su mejor parte o a la más visible. No se ponga nada de moda porque recuerde bien: "de la moda lo que acomoda".

20. Quítele todas, pero todas las hombreras a sus sacos, vestidos y blusas. Las hombreras sólo nos hacen ver más gruesas; yo tengo tal obsesión contra ellas que cuando veo a una amiga que las tiene en su ropa, luego luego le meto tijera para quitárselas. Fuera hombreras, por favor.

21. Para subir el ánimo, localice bien los sitios donde la reciben con cariño y gozan de su nuevo yo cuando la ven entrar. Olvídese de las envidiosas, siempre tratarán de minimizar sus logros y hablar de usted a sus espaldas. A ésas déles la mejor sonrisa que su purgatorio será verla bien. Entonces, enfóquese en lo bueno y, de vez en cuando, vaya a donde la quieren, preséntese y escuche cosas bonitas que usted merece en verdad. Yo me dedico a martirizar a media redacción. Primero a la mesa de asignaciones, ahí está Rafael Tejero, productor ejecutivo, quien, bromeando, juega públicamente a que lo ha trastornado mi belleza despampanante.

—Colincha, tú ya estás flaca, tal y como me lo recetó el doctor: prepárate...

Rafael pretende que me va a alcanzar mientras huyo:

—No, Rafael, todavía soy talla 12.

214

—No me mientas, mujer, no me mientas.

Alrededor todos ríen y le dicen que es cierto que soy talla 12.

Eso alimenta el ego y habla de los buenos compañeros que han sentido este cambio como suyo y no tienen ningún reparo en demostrarme su afecto y apoyo. Se los agradezco con el alma.

¿Sabe cómo termino el recorrido que llamo "de la victoria"?

Silvia Rosabal, la subdirectora, se reúne con "la nueva Collins", le encanta ver los nuevos modelos de ropa y zapatos que Alma Ben-David me escoge. Si quiere cargarse de buena "vibra" vea a quienes son sus amigos o sus buenos compañeros y paséese, luzca, que a fuerza de voluntad y coraje usted ya no es más aquella que se veía de "puerco entero"... Hoy, de cuerpo entero tiene menos que esconder.

22. Y, finalmente, para acortar esta perorata dietética, uno de sus regalos más importantes se lo deberá dar cuando llegue a las primeras 20 libras (bueno, quizá a las 15), dependiendo del peso a perder, que deberá ser más o menos la mitad de su meta. Vaya con su peluquero y pídale un corte para cambiar el *look* que ha llevado. ¿No tiene peluquero? No hay problema. ¿Sabe qué hago en momentos así? Sencillo. Cuando salgo a la calle veo los peinados y cortes que traen otras mujeres. Al encontrar uno a mi gusto, sin pena, voy y pregunto cómo, dónde y cuánto le costó la maravilla esa. Es igual a lo que hago en los restaurantes. Veo qué come el vecino de al lado; si se ve bueno, de inmediato investigo: "Perdone usted, ¿qué pidió?"

Sobra decirle lo que pasa si mis hijas me están acompañando: "¡Ayyy, mamáaaaaaaa! Qué pena".

¿Pena? No, m'hijitas. Pena es tenerse que comer algo espantoso porque no supieron qué pedir. Así que cállense y no me juzguen, que por eso soy su madre... (je je). Mexicanamente se siente requetebién decir esto alguna vez en la vida, cuando por años uno lo ha escuchado de la propia madre. ¡Se friegan y se callan que por eso son mis hijas, qué caray!

Cosa diferente cuando estoy con Fabio. Parco, mesurado, totalmente opuesto a mi carácter, no parece cubano por lo serio que es. Él dice que la que tiene una mutación de nacionalidad soy yo, que me confunden con cubana porque me encanta el caribeño modo de ser de todos ellos y, en verdad, al fin veracruzana, soy muy parecida, gracias a Dios.

Pues bien, estaba en lo que pasa con Fabio y los restaurantes. Cuando ve que voy a preguntarle a alguien qué es eso tan rico que está comiendo, generalmente se me adelanta.

"Mamita, por favor, no me hagas pasar vergüenzas, tú sabes leer el menú… ¡Léelo, que para eso es! No empieces a preguntarle a nadie o cuando menos espera a que venga el mesero, es feísimo que andes viendo a la gente que come tal cosa o la cara que hace para investigar si sabe bien."

Y no me queda otra; es mejor evitar pleitos. Últimamente soy una pacifista conyugal y hago caso.

Pero en términos generales, haga lo que se le pegue la gana, que eso de ver por la calle el corte de pelo y la comida de los demás es una guía buenísima para lograr lo mejor de otros sin sufrir errores.

Recuerdo la frase que decía Jacobo Zabludovsky a quienes éramos sus reporteros: "Pregúntenme. Pregunten sobre todo lo que tengan dudas. No hagan las cosas sin preguntar. Las preguntas no cuestan, son gratis".

Y así es.

29. ¿Y ahora qué?

Tan, tarararán… Finalmente llegó el día. No hay fecha que no llegue ni plazo que no se cumpla. Delante de mí el doctor Lipman revivía la misma escena que decenas de veces había protagonizado.

Momento, la misma escena no, por favor. Esta vez tendría que ser diferente: la heroína de la película que triunfa sobre el mal. "¿Recuerdas el peso que querías perder y que escribiste al llegar aquí? ¡Hoy lo lograste!"

Y por dentro me ha pasado lo mismo: ganas de gritar y de llorar de gusto y de irme por ahí a comer lo que se me pegue la gana, al fin y al cabo hay que festejar. ¿Quiere saber qué he hecho en momentos como éste?

En más de una ocasión me he metido unos atracones de comida para festejar como borrachito de la Basílica de Guadalupe el día que terminó la promesa de no tomar. Cuántas y cuántas veces viví la misma escena en que ignoro el resto de la plática médica.

—Una cosa es llegar y otra seguir delgado; hace falta el mantenimiento y eso tomará algunos meses más.

—¿Mantenimiento? Ni que fuera edificio.

Y el mantenimiento lo mandamos al olvido más pronto que rápido: "Total, qué tanto es tantito desorden cuando puse la casa en paz muchos meses, ¿no?"

Y un poquito de comida hoy, otro poquito de desmán mañana y en lo que canta un gallo pasan los días, se hace más difícil volver al carril y estamos en las mismas.

"¿Ves?, fue la dieta que falló. Muy buena mientras la seguí, pero apenas la dejé me puse peor."

Falso. Falsísimo. Y otra vez falso.

Es otra vez el cerebro saboteando lo que no entendimos que sería un nuevo estilo de vida, aprendiendo a comer otras cosas, desechando los dulces y malvados hábitos que regresan cobrando intereses en carnes y grasa. En este punto he escuchado también todo tipo de excusas:

—Se me hace difícil seguir con más dieta porque estoy con la menopausia.

—No tengo dinero para seguir con el médico que es carísimo.

—No puedo más con tanta presión, necesito dejarme en paz un tiempo.

—No sé qué hacer.

De todas ésas, la más válida es "no saber qué hacer". Está bien, no nacimos sabiendo, por eso hay que preguntar. Para las tres primeras excusas lo mejor son las llamadas dietas alternativas que tengan una guía, como cualquiera de las que se anuncia a nivel nacional para cuidar kilos y que, en realidad, sin ningún medicamento, más bien son un apoyo que da bases para vivir una nueva rutina alimenticia. En esas sesiones de grupos de apoyo que generalmente se realizan cada semana —los hay en inglés y en español— la recompensa es pesarse y ver lo que se ha ganado, ayudarse unas a otras y, por supuesto, intercambiar consejos para poder lograr el objetivo que en este caso sería mantener el peso perdido a costa de tantísimo sufrimiento.

Teresa Rodríguez —que vuelvo a decirle que no sé ni de qué tenga que cuidarse— ha seguido sin embargo uno de los métodos alternativos de mantenimiento, el que tiene nombre de mujer y que vende las comidas hechas.

"En realidad me ha funcionado porque no es cuestión sólo de comer menos y hacer las cosas correctamente, también he hecho ejercicio y eso es en lo que la gente debe poner énfasis. El ejercicio es la clave de muchísimos éxitos al estar a dieta. Yo creo que si alguien va a intentar el mantenimiento de la pérdida de peso no debe olvidar nunca el ejercicio."

En el caso de los círculos de apoyo de quienes cuidan kilos, me funcionó bien lo que llaman enfocarse por etapas en perder el 10 por ciento del peso. De 10 en 10 de pronto se encuentra usted que puede llegar a mantenerse.

Yo he pagado con creces el pecado de abandonar la continuidad del mantenimiento, tantas veces, como he adelgazado y vuelto a engordar. Dejo

218

la dieta que tan bien me ha funcionado y vuelvo a lo mismo de antes, primero sin que me dé cuenta y después con pleno conocimiento de causa. Básicamente ahí ha radicado mi fracaso.

Nadie sabe el mal que provoca dejar de golpe no sólo el tratamiento, sino especialmente las pastillas médicas. Así como de repente el organismo reacciona al recibir los químicos que le hacen actuar en forma diferente ante el hambre, de la misma forma éstos deben ser retirados lentamente. No cometa el error, por ninguna causa, de tomar por su cuenta la determinación de suspenderlos, ni mucho menos se le ocurra, después de un tiempo sin la medicina, volver a tomarlas sólo porque en alguna ocasión le hicieron bien.

Los medicamentos para perder peso son como los antibióticos, crean resistencia, es decir, inmunidad en el cuerpo. Es por esto que después de un tiempo no surten el mismo efecto de antes, porque el cuerpo ya se inmunizó y sólo el médico sabrá qué hacer: cambiarlos o aumentar la dosis. Pero no los deje y los vuelva a tomar por usted misma.

Leyendo años después sobre los efectos de quitarse uno misma las medicinas y lo que esto produce, fue que encontré la respuesta a muchos malestares inexplicables que me atacaron produciéndome desesperación. Hay ciertas sustancias que actúan en la parte del cerebro llamado límbico, que controla emociones como el hambre, la ansiedad y la obsesión; cuando éste se sale de control provoca un caos de emociones que nos hacen sentir al borde de la locura, sin advertir que es un efecto de haber retirado así sin más los medicamentos que integran la dieta.

Le repito hasta el cansancio: no lo haga por su cuenta. Tema el ataque despiadado del hambre incontrolable unida a la depresión y ansiedad generando reacciones inesperadas.

Así que, si finalmente logró graduarse de la academia de la dieta, tenga siempre en cuenta: la etapa del mantenimiento no está diseñada así porque sí. Sígala cuidadosamente, tanto como cuando inició el tratamiento.

Discuta con su médico cuánto tiempo necesitará para quedar libre del medicamento. Y, finalmente, no se repita como los atletas frustrados: lo importante no es ganar sino competir.

NO. Usted debe pensar que lo difícil no es llegar, sino sostenerse.

Nada más.

30. El espejo mental

Cuando niña, recuerdo que mi abuelita Raquel me hablaba de que los espejos eran siempre tan lindos porque los habían inventado en los cuentos de hadas y que en su interior, soñando, por la noche podría encontrar hadas, príncipes y princesas.

Pasó el tiempo y la leyenda cambió a lo contrario: los espejos me aterraban porque, tal y como aparecía en las películas de miedo, eran los únicos que podían delatar al vampiro escondido que chupaba la sangre a los buenos y malos de la película. Y les agarré miedo (a los espejos, no a los vampiros).

Después la cosa pasó al plano espiritual. Recuerdo aquellas semanas santas católicas cuando la liturgia, aún sin reformar, hablaba de cubrir las imágenes y los espejos con paños de color morado en señal de respeto a la Pasión de Cristo.

Luego la tarea de la vida me hizo olvidarlos. El trabajo de reportera difícilmente me permitía el tiempo de la vanidad, aunque muchas veces necesitara del beneficio de su reflejo para ver cómo lucía. Fue hasta hace unos años que los reencontré y los tomé como míos sin importar de quién fueron.

La metafísica me enseñó que la vida hay que verla como un espejo mental. Ahí se cumple lo que uno programa, sea bueno o malo.

Y aprendí a visualizarlos en medio de cualquier sitio.

Sin embargo, fue hasta que mi amiga Alina García —quien tiene el mérito de haber perdido más de 100 libras sólo con proponérselo— me hizo ver algo en lo que pocos reflexionamos: los espejos también nos enfrentan a nosotros mismos.

Muchas veces es un espejo real el que de frente y sin maquillaje nos hace entrar en razón. Corriendo a la oficina mientras me cepillo los dientes o me limpio la cara, lo ignoro hasta que me hace prestarle atención y fijo la vista.

Alina hablaba de lo que ese reflejo motivó: "El día que tomé la decisión fue exactamente cuando, viéndome en el espejo, me dije: ésa no quiero ser yo. No lo quiero ser y hasta ese día fue".

Convertir la vida diaria en un espejo puede ser menos complicado. Aprenda a anotar las metas que quiere lograr. Si es de peso, cuántas libras —usted pida— que bien dice la Biblia "pide y se te concederá". El problema es que, al igual que pasa con las dietas, nadie nos enseña cómo hacerlo. Por lo pronto búsquese notas que pueda repartir por todas partes y que fácilmente encuentre en su camino.

Ahí ponga lo que quiere. En un momento del día imagine usted todas las cosas que pidió, véalas con la mente. Siéntase delgada, ayúdese con alguna foto, díctele la figura a su cerebro que así como recibe los estímulos negativos, de igual forma tendrá que reaccionar ante los positivos.

Cuántas veces no ha escuchado: "Es increíble, estuve soñando en tal o cual situación, y se me cumplió".

Eso no es otra cosa que visualizar y nada más.

En el caso de la dieta, esa visualización puede hacerse más efectiva siguiendo sencillos consejos —que no son míos— pero que también he llevado a cabo con buenos resultados.

Pegue sobre la puerta del refrigerador las fotos, una de gorda y una de flaca, de ésa que usted nuevamente quiere ser.

Fije sobre la puerta del refrigerador las etiquetas de la ropa que se va comprando y que son más pequeñas cada día que pase.

Varias veces al día imagínese cómo quiere lucir.

Y, finalmente, recuerde algo en lo que todos los expertos en dietas coinciden: hay que quererse primero uno, para que después lo quieran los demás.

Tenga presente que en esto de bajar de peso, la disciplina es básica y siempre llega un momento en que debemos recordar que, a estas alturas del partido, había dos sopas, de fideos y de g....os. La de fideos ya se acabó.

31. Cristina y el Club de la Salud

Alguna vez en México alguien señaló, hablando de noticias en televisión: "A favor o en contra, la historia de la comunicación por televisión es antes de Jacobo Zabludovsky y después de él"; en Estados Unidos la misma comparación sirve para calificar a Cristina Saralegui. La historia de los llamados *Talk Shows* en español son antes y después de ella, quien los inventó en este país. Y si bien hay quien la critica, para desgracia de éstos, son más los que la ven y la siguen en la revista y en *El Show de Cristina*.

El Club de la Salud es una evidencia. Un solo programa con un grupo de gorditos bien intencionados intentaría motivar a otros a perder peso; y no sólo por inquietud estética sino también por cuestiones de salud.

A Cristina se le ocurrió hará unos dos años, y lo importante era lograr cumplir esta vez con una promesa hecha frente al auditorio y con la cámara de testigo.

El grupo lo encabezaba la misma Cristina, Sammy, el peluquero de las estrellas; Luz María Doria, directora de la revista *Cristina* y Titi Menéndez, hija de Cristina (y quien con un cuerpo envidiable más bien se estaba uniendo a nuestro esfuerzo como apoyo moral); Emelina —como ya he narrado en el capítulo de la menopausia—, una mujer de 60 años, con un cuerpo que muchas jovencitas quisieran tener algún día, logrado a base de dieta y ejercicio, sería la maestra que pesara a semejante tribu. Por último, la más recurrente de las gordas mentales: yo, luego de graduarme a lo largo de casi 30 dietas.

Cristina llegó más allá del compromiso incluyendo a la autora de una de las cartas más dramáticas con una historia de obesidad extrema, quien fue traída al estudio desde Texas.

Sin lugar a dudas lo más colorido fueron las promesas: todos queríamos cuando menos 20 libras y, como de esperanzas vive el hombre, nada costó hacer semejante ofrecimiento, mismo que duró lo que un merengue a la salida de la escuela.

El programa tuvo un *rating* buenísimo. Lo difícil sería reencontrarnos en dos meses para pesarnos y pagar el castigo del fracaso frente a las cámaras y con el público como testigo.

Únicamente con un par de días de adelanto seríamos notificados de la grabación para probar que el cambio de vida era verdadero.

Llegó el gran día, y otra vez todos estuvimos frente a frente.

Titi más flaquita que nunca, Sammy con unos shorts y unas botas espectaculares, hechas seguramente con toda la malvada intención de desviar la atención a otro lado de su cuerpo porque en realidad no había perdido una sola onza.

Luz María Doria sí había rebajado. Cristina se había ido de vacaciones y nos trajo un video que Marcos grabó donde estaba entrándole a la comida en el tren "con fe y amor" como quien dice, tomándose la aspirina antes de que le doliera la cabeza. Yo... ¡ufff!, pasé la prueba como con cinco libras menos... ¿Y la invitada? Ése sí que fue el mejor caso.

Ella perdió como 50 libras y, como premio frente al público, Sammy le hizo una transformación nunca antes por ella experimentada: jamás se había depilado las cejas, ni había tenido un corte de pelo, ni había podido comprar la ropa que Sammy mismo escogió y que, por supuesto, fue regalo de Cristina.

Las cartas del público comenzaron a llegar a mi escritorio: el Club de la Salud era ya algo más que un buen esfuerzo. A mí me sirvió de freno en el periodo que ya le conté, entre la acupuntura y la espera de que apareciera el nuevo gurú del año 2000. Para el fin del milenio que se festejó en diciembre de 1999, el Club de la Salud fue suspendido temporalmente, sepultado con el diluvio de fiestas por lo que unos también llamaron el fin de siglo.

Las habladurías no pararon. Que si no había quedado de otra y por gordos ya no saldríamos más. Que éramos una vergüenza, un mal ejemplo y sabrá Dios cuántas cosas más.

El nuevo siglo nos pilló a todos en la encrucijada del qué hacer y, más que nada, sabiendo que este tiempo ha sido de transición. Las vidas de todos siguieron paralelas por el trabajo, pero enterándonos de cómo le iba a cada cual.

Por la calle y sin que nosotros estuviéramos conscientes, el Club de la Salud había prendido dentro del auditorio de gorditos y gorditas crónicos como nosotros, que preguntaban y querían saber cómo nos había ido; ellos se sentían parte del triunfo o del fracaso.

Sammy nunca mintió: "Para qué chica, si la gente ni es boba ni es ciega. Yo trato y trato, pero desde el Fen-Fen nada ha sido igual y no pierdo peso".

Yo ni se diga, completamente báscula arriba; Cristina por su lado. Sólo Titi, que sigue flaquita y con tremendo cuerpo, y Luz María pudieron librarla bien.

Si yo me he quejado de que por gorda me han insultado en público, Cristina, luego de todas estas aventuras, tuvo que soportar con paciecia los ataques de cobardes que se escudan en el anonimato de una dirección de correo electrónico.

Tal y como si fuera una dieta, el Club pasó una dura prueba. Sus distinguidísimos miembros parecíamos más bien vencidos por la gordura, hasta que la cordura nuevamente nos invadió para desespero de los malévolos.

Las cartas que había recibido y las buenas intenciones nos hicieron retomar el camino y aquí estamos. La intención ha vuelto a resucitar en la revista de Cristina donde ella, consciente de lo que tiene que hacer, inició una nueva etapa que seguramente será exitosa y a la cual ha invitado a sus lectoras para que se unan al esfuerzo.

Tiene en su casa una excelente asesora que comparte con el auditorio los secretos de la comida que prepara para los Ávila-Saralegui, así como consejos para cocinar más sano, los cuales publica mensualmente.

Una vez que su proyecto de los estudios Blue Dolphin fue inagurado con excelentes augurios el seis de mayo de 2001, sé que Cristina continuará con las riendas de su otra gran tarea que es ella misma.

Así me pasó a mí, y le ha pasado a otros más que finalmente terminan ganando la partida. Así será con ella, de eso estoy segura.

En el primer capítulo le contaba que este recuento lo escribí en dos etapas de mi vida, una de ellas a partir del Club de la Salud que sin lugar a dudas se convirtió en uno de mis motores principales, teniendo el compromiso de no fallar frente a un auditorio que no conozco.

¿Cómo hablar de fracaso si soy su producto más visiblemente exitoso? Al diablo con todo eso.

A las criticas que surgieron —no muchas, a Dios gracias— de que cómo yo, una periodista, me pesaba ante el público y reconocía mi gordura, he respondido con lo que verdaderamente pienso.

El público no va a dejar de ver un reportaje mío como el hecho de reconocer mi obesidad crónica no me quita credibilidad. Por el contrario; estoy segura de que quienes tan fielmente me siguen, es porque no me consideran una estrella sino más bien alguien real como ellos, con los mismos problemas que pueden tener hijas, hermanas, esposas o madres. Con una ventaja más: he engordado y perdido peso frente a ellos.

El tiempo me ha dado la razón. Y me la ha dado desgraciadamente en circunstancias inimaginables e inapropiadas.

Una de ellas durante los terremotos de enero de este año en El Salvador. Durante los últimos días de la cobertura realizaba un reportaje sobre una clínica de maternidad en donde las mujeres prácticamente estaban dando a luz en el patio; fueron desalojadas porque el edificio estaba dañado por los sismos. Llegamos hasta el médico de guardia a quien había que entrevistar. Pedimos permiso y su respuesta en medio de aquella tragedia me cimbró: "Yo le doy la entrevista a cambio de que usted le dé a mi esposa la dieta que hizo después de la promesa en el Club de la Salud de Cristina Saralegui".

Me quedé con la boca abierta. El testimonio de aquel médico en medio de la tragedia fue en realidad el gran premio al esfuerzo de todos los que han revivido el proyecto: Marcos, Ronald, Luz María y, por supuesto, Cristina.

Ése es el verdadero cometido de la televisión.

Ésa es la prueba de que nada fue en vano y que, sin importar cómo ni dónde, el club que iniciamos y que los motivó estará disponible siempre que ustedes quieran y cuando ustedes lo decidan.

El Club de la Salud es, a fin de cuentas, una actitud mental cuya membresía tiene un precio que cuesta caro, pero que con sacrificio se puede pagar: la voluntad de cambiar.

Y que siga siendo así.

32. Los *hados* padrinos

Siempre me ha gustado el comienzo de los cuentos de hadas: "Érase que se era..."

Hace tiempo dejé de leerlos porque, conforme pasan los años, por más besos que se les dé a las ranas no se convierten en príncipes y los reinos encantados son tan lejanos de la realidad que al pasar el tiempo una dice: y yo que me creí el cuento. Pero no imaginé que algún día, de una forma muy especial, yo tendría el encuentro decisivo con toda una corte de hadas y hados de leyenda. Sí, aunque la palabra no posea el mismo significado en un diccionario, también tuve *Hados*, en masculino y con mayúscula, por favor.

Había terminado 1998 en forma difícil. El 8 de septiembre, el *Noticiero Univisión*, por primera vez en la historia de los Emmys (el premio más importante a la televisión en Estados Unidos) había ganado dos de las codiciadas estatuillas, y yo estaba en ambas categorías por nuestro trabajo en la cobertura del huracán Mitch.

La vida nos sonreía, mi comedera iba en aumento y los kilos también.

No era un secreto que Jorge Ramos y María Elena Salinas pronto dejarían de hacer en los fines de semana la edición nocturna del noticiero y que yo heredaría la tarea, toda vez que durante cinco años —inclusive días festivos y vacaciones— había sido yo quien estuvo ahí. Sorpresivamente la verdad fue diferente: la designada no fui yo.

En 27 años de oficio he aprendido a disciplinarme —no a comprender— a las decisiones relativas a esa muy norteamericana forma de pensar: "No es nada personal, es sólo *business*".

Decidí que si a lo largo de este tiempo había pasado cosas peores, de ésta también sobreviviría; la disciplina y la actitud positiva me mantendrían a flote. Me diversificaría y nada, para adelante. Claro, una cosa fue pensarlo racionalmente y otra, dificilísima, fue aceptarlo en mi inconsciente, pues me autoconmiseraba y complacía con más y más comida.

Sin embargo, un año después, en medio de mi nueva actividad como corresponsal principal de *Aquí y Ahora*, y del éxito que tenían nuestras historias de investigación, nuevamente estaba en los límites de la desesperación por la gordura. Los cachetes rebasaban los tiros de la cámara, mi preocupación constante con los camarógrafos en el *field** era el cuidado con las tomas de mi rostro y cuerpo, sin que en realidad pudieran hacer gran cosa. Son camarógrafos, no magos o cirujanos plásticos.

El punto límite llegó sin que me diera cuenta: María Piñón, jefa de edición del *Noticiero Univisión*, alguien con quien he trabajado por años, excelente editora y amiga mía, terminaba mi historia sobre el asesinato de monseñor Gerardi en Guatemala para *Aquí y Ahora*. Ella y Marissa Venegas, la productora, sabían que de nueva cuenta había perdido en mi lucha sin cuartel contra el sobrepeso, y en esta ocasión les estaba costando a ellas la mitad del cerebro. No sabían qué hacer porque tenían que utilizar un plano general de mi imagen cuando estaba con los entrevistados. María se dio cuenta de que sería imposible porque toda mi falda se había abierto en la costura lateral por la gordura, lo que se veía por todos lados en el tiro de cámara.

Seguramente, al momento de la grabación, no nos dimos cuenta, aunque Marissa Venegas es una de las productoras más minuciosas con quien he trabajado en mi vida. Es capaz de hacer cualquier cosa para que *su* video —como le llama ella— salga perfecto, sólo que ahí, en Guatemala, sucedieron tantos contratiempos dentro de la cárcel donde estábamos haciendo las entrevistas que, posiblemente, mientras intentábamos solucionar lo más importante, no percibimos lo que pasó al sentarme con aquellos muslotes gordos, metidos dentro de un traje de tela muy delicada que no soportó la ley física "de la presión de las masas".

Evitaron decírmelo para no preocuparme, pero de cualquier forma me enteré. Fue uno de esos días en que llorando de pena con ellas y de rabia conmigo me fui a mi casa, pidiéndole a Dios que me ayudara a decidir ponerme a dieta. Y al parecer me escuchó inmediatamente.

* Tomas de exteriores.

Eran los primeros días de julio del año 2000. Al día siguiente del incidente de la ropa rota, al llegar a mi oficina recibí un memorándum de Mary Black Suárez, productora de los eventos especiales más importantes que tiene Univisión, como el premio Lo Nuestro, quien había iniciado un importante proyecto: renovar la imagen de los presentadores de la cadena. Mary Black había formado un primer grupo ¡y en ése me había incluido a mí!

Mi ego mortal me hizo preguntarme: ¿por qué yo?, ¿tan mal estoy? "Por gorda, Collins, por gorda. ¿No sabes para qué sirven los espejos?"

Solita entré al redil recordando el asunto del día anterior.

La cita sería alrededor del día 20 y era tan formal que habían hablado con Alina Falcón, la vicepresidenta de Noticias, para que no se me asignara ningún viaje que me hiciera faltar. La televisión me ha enseñado a descifrar mensajes entre líneas. Éste, sin lugar a dudas, tenía varios signos de alerta: "Si no me van a enviar a ningún lado y Alina aceptó, cuando en *Aquí y Ahora* pusieron el grito en el cielo porque necesitan historias... Algo pasa con esa cita especial, esto viene de más arriba".

El memorándum decía que tendría que dar una serie de fotos, desde la infancia hasta la actualidad para hacer una historia gráfica que pudiera llevar al grupo de expertos, encabezados por Osmel Souza, a diseñar mi imagen.

Temblé al leer el nombre: Osmel Souza, presidente de Miss Venezuela; cualquier hispano que se precie de haber visto televisión sabe que el nombre de Osmel Souza está ligado al éxito venezolano de lograr cuatro títulos de Miss Universo.

Antes de julio del año 2000, lo conocía sólo de oídas. Después, él y Mary Black formaron parte de la corte de carne y hueso de mis hados padrinos.

Los días previos a la cita del primer grupo, la redacción del noticiero y el personal de algunos programas eran un revoltillo de chismes. Y es que somos igual de susceptibles al rumor de todo tipo —tal y como pasa en cualquier otra parte— y, si es de chisme, gusta más. El edificio completo no sólo sabía lo que iba a pasar, sino que disfrutaba con la especulación:

—¿Ya se enteraron que las primeras son Ana María Canseco, Giselle Blondet y María Antonieta Collins?

—¡Ay, qué bueno! Además deberían componer a Fulana, Mengana y Perengano pues buena falta les hace. De ahí para adelante.

Siempre he pensado que las cosas son providenciales aunque de momento no lo entienda. Un par de días después pasó el asunto de la insultada en el lavado de carros y, por consiguiente, el turno y el inicio de la dieta con el médico. Sabiendo que lo primero que me pedirían sería perder peso, me les adelanté. No me equivoqué.

Osmel sólo me veía, tal y como escruta a cada una de sus concursantes. Esos enormes ojos azules buscaban qué hacer: no soy una jovencita, pero me prometió que a los 49 años, si seguía los cambios que ellos decidieran, sería una mujer que levantaría admiración. Por lo pronto, él y Mary decidieron que la sesión iniciaría con el cambio de pelo y maquillaje de Renán-hado-padrino.

Renán es uno de los peluqueros hispanos más famosos en Estados Unidos y por sus manos han pasado las melenas más renombradas. Como persona es un extraordinario ser humano. Nos recibió en su mundo Avant Garde, lugar que se convirtió a partir de entonces en uno de mis sitios de transformación. Ese día creció mi respeto y confianza hacia el trabajo de Osmel. Siendo quien es en el mundo de los concursos de belleza mundiales, estaba ahí, viendo paso a paso lo que Renán había diseñado para mí. Joana, del equipo de Mary Black, tomó las fotos que ahora son historia.

Corte y color nuevos. Cejas nuevas y maquillaje no del todo nuevo; sí un poco diferente.

Sin embargo, ese día con las transformaciones, terminó el ciclo de quien fuera mi peluquera por años y a quien debo interminables horas de comprensión, Angie Laviada. Me dio tristeza, pero ambas entendimos que ésta era una empresa que estaba más allá de cualquier posibilidad, y yo no podía fallar.

Renán puso en el diseño de mi corte de cabello alma e inspiración, e hizo lo que nadie más se hubiera atrevido: un estilo de pelo que, de acuerdo a la pérdida de peso, sería cada vez más corto. Tuve terror por mis mejillas redondas, Renán no.

Y apareció Alma Ben-David-hada-madrina.

Osmel y Mary habían conjuntado a todo un ejército que cubría los flancos: Alma, sutilmente, me dijo que lo siguiente sería ir a mi casa a revisar y "limpiar" el clóset.

Nunca imaginé lo que eso realmente significaría: por lo menos 72 trajes fuera, decenas de zapatos y ni una sola camiseta, pantalón, short, bolsa, cartera y cinturón que no estuviera dentro del concepto que Osmel-Mary-Alma concibieron para mí, ni siquiera para ir al súper.

Yo veía que la cara de Alma se movía negativamente ante cada traje que le mostraba. En cierto momento adivinó mi desesperación y con su voz dulce, siempre bien educada, simplemente me dijo:

"Aquí sólo hay dos caminos: hacerlo o no. Si tú quieres que diga 'sí' a lo que pienso que es 'no', entonces no perdamos el tiempo, me voy a mi casa, no hay problema. Cuando quieras nos tomamos un café, pero no hay nada más por hacer. Por el contrario, si aceptas, yo sé que es difícil, pero piensa que todos estamos para que luzcas como una reina en la pantalla."

Cerré los ojos, y me dije: "Collins: has pasado cosas peores y has sobrevivido". Acepté.

Al ver todas aquellas montañas de ropa, sentí náusea, fue terrible. Cuando Alma salió mi clóset estaba vacío, la tarea de llenarlo comenzaría pronto.

Adiós a los trajes sastre: "¿Qué voy a hacer sin ellos, sin sacos, ni chaquetas, cómo voy a darle seriedad a la noticia?"

Alma disipó mis dudas. De acuerdo con Osmel, había pasado horas y horas observando televisión no sólo en Estados Unidos, también en el resto del mundo.

Así fue que llegaron a su conclusión final: los noticieros del fin de semana son más relajados; los presentadores se permiten un lenguaje más coloquial —algo que yo hago siempre—, entonces ¿por qué no ser diferente?

Adiós, pampa mía con los trajes de dos piezas.

—Alma, ¿qué voy a hacer? Son mi coraza.

—Pronto no tendrás nada que esconder. Todo lo contrario, estarás orgullosa de ti y de lo que tienes que mostrar. Esta dieta será tu triunfo. Piensa que más adelante será también un estímulo para los televidentes.

Fue proleta. Supervisó hasta el tamaño de los dobladillos, los zapatos, las medias... y la ropa interior.

Y Nereida Cairo, más que mi amiga y costurera de cabecera, fue como Penélope, pacientemente iba y venía, cambiando botones para dar paso a mis carnes y después regresándolos a su sitio, ajustándolos. Ella y Olguita, su asistente, gozaron más y más los cambios y el triunfo.

"Anoche —me dijo Alma— estuve estudiando hasta a las presentadoras de los programas de investigación. Ni ellas ni las corresponsales se visten con seriedad de monjas; por el contrario, son elegantes y sencillas. Osmel y yo pensamos en blusas, suéteres, cosas casuales. Y creo que nos va a funcionar. ¿Sabes por qué? Porque para el auditorio será como si la vecina, a la que ven salir en sábado con cómoda ropa casual, les diera las noticias."

Honestamente yo no pensé que eso funcionara. Pero me equivoqué.

Para que las cosas continuaran, la dieta seguía estricta, la ropa supervisada, el maquillaje siguiendo los lineamientos de las fotos detalladas y, sobre todo, el estilo del cabello, recortado cada semana para hacerlo lucir siempre perfecto.

Alma sabe de mis tribulaciones y terrores de volver a subir de peso: "No, María Antonieta, no vas a volver a subir. Y todos estamos para ayudarte a que lo logres".

Mes y medio después y casi 20 libras menos estuve lista para el desfile triunfal. Mary Black me llevó a ver a mi jefa Alina Falcón: por todos los pasillos hasta llegar a la redacción. Aquello era como un cortejo de asistentes de Mary que nos seguían examinando reacciones a nuestro paso. En la redacción la gente quedó con la boca abierta, Mary y todas se sentían felices. En mayor o menor parte era el triunfo de todas ellas.

De ahí en adelante ya nada me detuvo. Hasta el día de hoy, sé que fue el cambio más importante que han logrado por muchos factores.

Me discipliné y tuve la humildad de aceptar que otros estaban tratando de hacer lo mejor para mí. Pude reconocer que ninguno de ellos estaba trabajando para hacerme lucir mal y que, a fin de cuentas, mi éxito sería el suyo.

Y tuve además que decirle adiós a otros gastos de mejoras en la casa que iba a realizar para invertir más de 10 000 dólares en la ropa. Yo soy mi negocio, vivo de lo que hago y nuestro auditorio merece encender la televisión y decir: "Qué bonita se ve".

La primer muestra espontánea de éxito la tuve una tarde, cuando a la salida del edificio me topé materialmente en la puerta con Ray Rodríguez, presidente de Univisión. "María Antonieta, qué cambio. Acabo de hablar con Mary Black para felicitarla. Ayer domingo, cambiando canales, había algo que me interesaba ver en un canal en inglés, pero no pude terminar de hacerlo porque al sintonizar el noticiero, estabas ahí y tu cambio. Es tan sorprendente que mi esposa y yo no pudimos dejar de admirarlo".

Ray no sabe que para mis adentros repetía como lo haría cualquiera de mis perros: ¡Guau!, expresión que guardo para cuando las cosas me salen muy bien. Llamé a Mary tan pronto como pude, ella estaba feliz; me dijo que Ray le había hecho el comentario por la mañana.

Ha pasado ya más de un año y hasta el día de hoy sigo los lineamientos, y hasta el día de hoy Mary, Renán y Alma —que ya no trabaja en Univisión, sino por su cuenta— son mi equipo. Sigo confiando en el buen gusto de Alma tanto como en el profesionalismo y bondad de Renán y de su personal en Avant Garde. Malcom, el colorista; Javier, el maquillista y George, que siempre me abre un espacio sin importar hora o día. Especialmente en Mary Black y los suyos: Joana, Peter, Lourdes, Macarena y Fernando.

Sé que desde Venezuela Osmel Souza está al pendiente de lo mío. Cuando viene a Miami procura verme en el noticiero y sé también que está muy orgulloso de lo que he logrado. Estoy orgullosísima de haber sido rediseñada por él, ya que siempre me dije: "Total, Collins, ¿qué tienes que perder? Si este hombre ha sacado a cuatro Miss Universo, por qué no va a convertirte a ti en Miss Coatzacoalcos, sí señor".

Ni en mis sueños más guajiros lo hubiera imaginado. No sólo no hay dinero que pague lo que esto costó. ¿De qué otra forma hubiera yo llegado a sus manos?

Tiempo después me enteré de esta anécdota que agradezco en el alma a mi jefa Alina Falcón. Me lo contó una fuente anónima (que, como decimos en los reportajes, prefirió que su nombre no se diera a conocer).

Estando en una junta de alto rango en Univisión, salí a relucir por lo bien que lucía luego de la transformación y Alina Falcón dijo más: "Sin quitar mérito a nadie, estoy muy agradecida por lo logrado con Collins, pero en honor a ella déjenme decir que gran parte se debió a su fuerza de voluntad y sacrificio para perder peso. De su enorme lucha todos estos años, yo soy testigo".

Gracias, Alina, por decirlo ahí y por lo que tú y yo sabemos. Gracias porque tuviste paciencia para resistir el cambio antes que tener que tomar una decisión. Gracias en verdad.

El halago, cuando me lo contaron, formó parte de una reflexión que Alma Ben-David sintetizó:

"Aquel día en tu casa, cuando nos deshicimos de la montaña de trajes que te hacían lucir mayor, viendo tu angustia, pero también tu disposición para el cambio, supe que a pesar de todo lo lograrías. Cuando llegamos a la meta me sentí un poco como la entrenadora de un corredor que gana en una olimpiada. Estoy tan orgullosa que cuando me halagan diciendo lo bien que he hecho mi trabajo con tu ropa, les contesto que sin ti ninguno de nosotros hubiera hecho nada, porque sin el sacrificio y la determinación serías una gordita muy bien vestida, moderna, pero gordita. Y ahora sé que estás en la etapa del nunca más".

Y colorín colorado, este cuento de hadas y hados se ha terminado.

33. La prueba del fuego

Alguien me dijo un día que cualquiera se cree fuerte y presume de serlo sin haber tenido siquiera un día de prueba.

¿Quién verdaderamente puede saberse vencedor sin haber participado en una batalla? Exactamente a eso, a ser una guerrera probada contra la báscula, le huí como si fuera el diablo.

La sola mención de la palabra vacaciones me desquiciaba. ¿Qué hacer en medio de tantas tentaciones?

Así como el 10 de julio del año 2000 comencé la dieta, con ella tuve que sacrificar el peregrinaje que por años ansié: ir a Italia en el Jubileo del fin de siglo.

Había jeringado a marido e hijas sobre el viajecito, por supuesto, antes de decidir mi "nueva yo" pero después de eso callé la boca esperando se olvidara la peregrina promesa de ir a Italia, imaginándome como romana de tiempos imperiales entre montañas de espagueti y botellas de chianti* que me llamaban tentadoramente.

Esto no era un chiste, qué va, era una pesadilla con la que me levanté hasta el último día del año 2000. Si Fabio mencionaba la palabra vacaciones yo hacía como que no escuchaba. Sustituí los descansos de todos y, finalmente, luego de haber comenzado el año, cuando no me quedó nada más, Fabio, que sabía lo que pasaba, no preguntó, simplemente avisó: "En tres semanas nos vamos a Italia, ni un día más".

* Vino de mesa italiano.

235

Hablé sobre algunos de mis temores a causa del viaje, quizá sólo con mi "familia" del fin de semana, a quienes les confié no miedos, sino terrores. ¿Qué me va a pasar?

La respuesta era la misma: "Nada, vas a caminar mucho y nada. No te preocupes".

Eso no me daba calma. Fue mi compadre Jerry Johnson, uno de los mejores camarógrafos de Univisión y mi *partner* (mi socio de la vida) durante mis años de corresponsal en San Antonio, Texas —por tanto, uno de los seres humanos que más me conocen—, quien me dijo lo que esperaba escuchar sin tener que preguntar nada: "Mire, comadre, todo lo que ha pasado en este tiempo, todas esas experiencias, son como cuando usted iba a la escuela a aprender. Usted ha sido su propia escuela; sólo ponga en práctica lo que ha vivido diariamente tal y como si estuviera en su casa".

Jerry, siempre observador, llevaba conmigo una semana trabajando en una asignación especial para *Aquí y Ahora*. Como en los viejos tiempos, habíamos viajado a pequeños pueblitos tejanos buscando los elementos para dos reportajes de investigación. "En verdad, comadre, entérese de que usted es otra persona. Se lo digo yo que la conozco tan bien. En otro tiempo, en cualquier restaurante de los que hemos estado, hubiera acabado con el menú y no sólo eso; con estas largas horas de carretera se hubiera comido no sé, tres o cuatro bolsas de papitas; bebido unas cuatro latas de refrescos, todo eso tranquilamente... y no ha hecho nada. Déjeme decirle que estoy muy orgulloso de usted." Jerry no sabrá sino hasta el momento en que lea estas líneas, el enorme demonio que aniquiló en mi interior.

Este capítulo lo escribí durante un par de semanas de descanso guardando todo el decoro con la comida. Le cuento todo esto, no para presumir, ni para que piense: "¿Vacaciones, y de dónde sacó dinero?" Apenas logro salir adelante con tanto trabajo.

Déjeme decirle que hubo muchos años en que tampoco tenía dinero para tomarlas. Me encerraba en mi casa, subía a la azotea a tomar el sol para que pensaran que cuando menos me había ido a Acapulco y encerrada me ponía unos atracones de queso crema con jalea de guayaba, haciéndome las ilusiones que era un postre de los que dan en los hoteles.

Resulta que al final de "aquellas" vacaciones lucía bronceada y con kilos de más de manera que no había quien sospechara que mis vacaciones habían sido simplemente "Acapulco en la azotea".

Como usted ya vio, vacaciones no son sólo viajes grandes o chicos, sencillos o sofisticados. Vacaciones significan descanso en cualquier lugar, aun en su misma casa, un descanso en la rutina diaria del trabajo y que, por lo tanto, altera sus actividades y alimentación.

Y se lo explico para poder darle esos pequeños trucos que le van a servir cuando la mirada inquisidora de todos los suyos le arrinconen contra la pared y le digan: "Nos vamos de vacaciones… ¡Ya basta de dietas!"

Está bien, una cosa es tener que irse, pero otra distinta es partir así, sin más. Entonces: si está tomando medicinas recuerde que las recetadas por el médico son a largo plazo y no se deben interrumpir a menos que el doctor se lo ordene. Vaya a la consulta y pida el medicamento necesario para el viaje. Ojo, lleve la cantidad exacta para que le dure un día después de haber llegado, cuando mucho. ¿Por qué? Bueno, porque es importantísimo que una vez terminadas las vacaciones regrese a su sistema de vida. No olvide que somos adictos a la comida, lo que significa que si nos damos un "tiempo extra" puede significar el fin de todo el esfuerzo. Recuerde que la mente es más fuerte y está dispuesta a sabotearla, así que por ningún motivo deje de tomar sus medicamentos.

Una vez en el viaje, no piense: "Éstas son sólo vacaciones, llegando le doy más duro a la dieta y me repongo". No, por favor.

Piense que cada día es como los primeros que vivió cuando decidió adelgazar. Usted va a tener la tentación más cerca y está bien; déle al cuerpo un respiro, pero sólo un respiro.

Yo acostumbro a valorar mentalmente lo que me voy a comer. ¿Cómo? Pienso detenidamente si lo que me está provocando tentación es lo bastante bueno como para "pecar". Si la respuesta es sí, pues le entro con "singular alegría", lo disfruto hasta el último bocado, pero, la clave se llama NUNCA (así, con mayúsculas), NUNCA como nada que después me dé sentimientos de culpa. "Eso sabía a puro aserrín, estaba malísimo, no sé por qué lo hice…"

Para evitar tentaciones no elimine ninguna de las tres comidas básicas. El desayuno siempre será muy importante, pero hay dos variantes. Si va a un crucero (no me diga que estoy sofisticada, que ahora cruceros puede tomarlos cualquiera, hay precios para todos; vacaciones a Europa también, a veces cuesta más ir a sitios cercanos que a Europa misma); en fin, no soy agente de viajes. Si el desayuno es en un crucero tenga muuuucho cuidado porque las vacaciones en un barco no son lo mismo que en una ciudad en donde lo que desayune puede eliminarlo caminando. Todo lo que coma en un barco, ni haciendo ejercicio en el gimnasio, lo va a quemar en un día. Tenga esto en cuenta cuando tome el plato e inconscientemente su "otro yo" le ordene llenarlo hasta casi rebasar el límite total porque ya está pagado todo. No.

Comience con el cereal, fruta y vigile lo que hace con los huevos revueltos, fritos y con el tocino o la salchicha porque esa grasa ahí, en medio del mar, solamente comenzará a alimentar su tejido adiposo que recibirá órdenes de salirse de control.

Por el contrario, si el viaje es a cualquier otra parte, las cosas serán totalmente diferentes si decide —pero en serio— dejar de lado, taxis, autobuses o metro y se utiliza a usted misma como vehículo. Más claro, si camina y camina como si fuera a terminarse el mundo con sus pies, además de conocer mejor cualquier ciudad podrá darse sus gustotes con la comida, tema en el que la experiencia en Italia me dio la razón.

Y ésta fue: todos los días comience con un desayuno fuerte —eso sí— con un pequeño tazón de cereal con leche —de preferencia descremada— si no hay de otra tome la que encuentre pero primero intente portarse bien. Use tantas veces como lo necesite la ley del trueque, es decir, unas cosas por otras. Los carbohidratos fuertes, sólo por la mañana. Si come pan dulce, los que más ofrecen en los buffets, generalmente son cuernitos o croissants dulces, que necesitan poquísima mermelada para darle un poco de sabor; coma hasta dos, dependiendo del tamaño.

Si toma café con leche no lo haga con azúcar, que sea de preferencia sin endulzar o con sustitutos. Sólo beba el jugo de naranja natural, el rehidratado y que sirven por todos lados tiene grandes cantidades de azúcar que dispararan la insulina a niveles inimaginables y genera, por lo tanto, un hambre atroz y la temida tembladera, que sólo se quita comiendo más dulce. A esto sí hay que tenerle terror y huirle.

Después del desayuno camine y camine por donde pueda, de manera que la energía vaya más o menos de acuerdo a la ingestión de carbohidratos. Más claro, planee unas vacaciones que sean activas y no pasivas.

A la hora del almuerzo. Bueno, siempre con los supresores de apetito, la cantidad de comida que se ingiere tampoco es tanta, pero observe con cuidado aquellos platos que vengan con grasa y pida perdón a los buenos modales. Pida o tenga siempre a mano servilletas de papel, para limpiar la grasa extra que no quiere que aparezca en forma de bola dentro de su cuerpo si se la come directa del plato.

Después del almuerzo, otra vez haga ejercicio. Nosotros planeábamos los recorridos para después de los alimentos, asunto que créame, hice con gran alegría, imaginando cómo, de esta forma contrarrestaría los daños de la comida a la dieta.

La cena es punto y aparte. Las innumerables cenas en casa de parientes y amigos pueden convertirse en una tortura y hay que tener diplomacia para no herir sentimientos, así que ponga atención.

La cena que verdaderamente el cuerpo asimila y elimina debe hacerse por lo menos cuatro o cinco horas antes de dormir. De esta forma el metabolismo, que por las tardes se vuelve lento, seguirá trabajando y utilizará para eso las calorías del día.

Esto es más o menos fácil de programar en vacaciones regulares; en un crucero es diferente pero no imposible ya que hay dos horarios para la cena. De ser posible tome la primera sesión. Si no puede, sacrifíquese cuando menos la mitad de las noches que dure su excursión y cene menos.

La cena en mi caso fue algo que pude ir manejando con los trueques más que cualquier otro alimento del día. Decidí no comer carne de ningún tipo, sólo comí pasta y mariscos de vez en cuando. Con el pan haga mentalmente sus intercambios. A menos de que el pan sea realmente delicioso, evítelo.

Haga lo mismo con el vino. Si éste es buenísimo, pues ni modo, bébalo, pero con discreción. Recuerde que siempre debe dejar algo de lado.

Mentalmente repase el menú que ha ordenado. El pan, la mantequilla, el exceso de aderezo en la ensalada, las salsas de los platillos que deberán ser preferiblemente de jitomate y no de crema.

¿Y el postre? Bueno, aquí viene la encrucijada: postre o vino. Asunto de decisión. Me decidí por el vino, adiós postre. A medias. Si es su caso, graciosamente pida al mesero una cuchara extra para compartir el postre de su pareja. Yo me como dos cucharadas de lo que Fabio elige, eso sí, saboreeaaadas lentamente para que duren un poco más en la boca.

Y en la sobremesa, un té caliente —sin azúcar, por supuesto— o una taza de agua hirviendo que, de acuerdo con mi comadre Maru Canabal, deshace la grasa.

Desconociendo sus dotes de química, un día le pregunté por las propiedades de semejantes infusiones, a lo que rauda y veloz contestó: "¡Ayyy, comadre! ¿Qué no te has dado cuenta cómo el agua caliente disuelve la grasa de los platos cuando los vas a lavar antes de que les pongas jabón?" Los escépticos dudarán, pero yo creo que tiene razón.

No sólo es delgada y con un buen cuerpo que ha sabido mantener perfecto porque come poco; Maru, a quien conozco de toda la vida, nunca la he visto comer o cenar sin el té o la taza de agua hirviendo al final. Así que recordando aquel viejo consejo olvidado, lo he puesto en práctica y créame que al menos en mi caso, funcionó.

Luego de la cena, siempre que pueda regrese al hotel caminando. Es otra forma de quemar más carbohidratos, lo que equilibró una de las peores partes del proceso en mi caso: estar a ciegas por la falta de Pancha, mi báscula. Como diariamente me peso, no tenerla me sirvió de control subliminal para no "tirarme" a la locura de comer.

Todas las mañanas verifique como le va quedando la ropa que llevó al viaje (la interior y la exterior, por favor). Tal y como sucede si me subo en la báscula, diariamente me doy cuenta con la ropa si ésta me sigue quedando holgada o, al menos, como cuando salí de casa.

El reloj de pulso es otro indicador. Que siga flojo sobre la muñeca, que siga bailando. Si la ropa comienza a quedar más ajustada de lo que estaba, de inmediato hay que entrar en una mediana austeridad con la comida y beber agua en abundancia durante el día. Mucha agua, que sólo ésta desaloja del cuerpo las toxinas. Recuerde que cuando uno tiene sed, el cuerpo ya está deshidratado.

Yo seguí al pie de la letra todo lo que narro. Al volver, Pancha me premió por portarme bien marcando ¡dos libras menos!

En síntesis: descanso, vacaciones, unos días libres sin importar si son en el pueblo, en el mar, en casa o en la Conchinchina, son asunto para tomarse en serio. Son para divertirse, "cargar pilas", regresar al trabajo con energía; no para volver arrepentido de los excesos que cometió.

Y recuerde en todo momento la frase —que sigo al pie de la letra— de mi amigo Félix Cortés Camarillo (el mismo de la página de los agradecimientos). Cuando se disfraza de filósofo existencial mexicano, dice: "Peco, luego existo. Si todo lo grato es violación de la ley, pecado y engordativo, procura una combinación equilibrada de las tres fallas".

34. Así la hacen ellos

Usted los ve en la pantalla y le caen bien, los admira, son parte de una familia con la que no nació pero que ha ido adquiriendo a través de la televisión.

No en balde, como digo al comenzar el *Noticiero Univisión* los fines de semana, somos aquellos a quienes usted y sólo usted deja entrar en su casa al lugar más íntimo.

A punto de terminar este libro, y haciendo mi propio estudio de mercado (que lo lean las amigas para recibir sus buenas ideas) hubo una que prefirió permanecer en el anonimato y que aportó el germen de este capítulo que me encanta: "Tú sabes, es cuestión de que en unas cuantas líneas tus "cuates", presentadores de televisión, nos digan a quienes somos su auditorio lo que hacen para mantenerse no sólo en forma sino bien. No necesitan ser consejos para flacos, simplemente para sentirse y verse mejor". Y fue una buena idea.

Si yo estuviera sentada frente a la pantalla me gustaría recibir esos consejos para ponerlos en práctica. ¿Cómo le hacen para lucir impecables, cómo logran esconder si se sienten tristes o contentos, cansados o no? Y como cualquier espectador simplemente fui y les pregunté.

Mi gran sorpresa fue descubrir en todo este desfile de nombres famosos a quienes conozco, como amigos de muchos años o como compañeros de trabajo, a seres humanos que, aunque usted no lo crea, luchan a diario —cada cual a su manera, cada cual con lo que les ha dado resultado— por mostrarse físicamente mejor.

241

Me sorprendí con agrado al recibir respuestas que no escondían nada. Y aquí tiene estos testimonios. Son consejos que van de lo físico a lo espiritual y no han sido escritos para mí, sino para usted; a fin de cuentas sólo para usted.

JORGE RAMOS, *Noticiero Univisión*
Como mucho y como bien. Hago ejercicio casi cinco veces por semana, practico tenis y futbol. No como los alimentos que no me gustaban cuando niño: brócoli y coliflor. Tomo mucha agua. Lo más importante: nunca traté de cambiar mi horario de comidas que originalmente establecí en México.

MARÍA ELENA SALINAS, *Noticiero Univisión*
Yo cambio de dieta a dieta, he probado todas pero cuando hago una soy consistente y pongo mis propios límites. Cuando la báscula se pasa de mi límite es hora de comenzar otra vez. Lo que más me ha ayudado es que me porto bien de lunes a viernes y mal el fin de semana, que a veces comienza el viernes, para ser honestos.

TERESA RODRÍGUEZ, *Aquí y Ahora*
Mi secreto para mantenerme en el peso adecuado es usar el sentido común. Como me encanta comer y tomarme un buen vino, me permito aumentar unas 3 o 4 libras, pero cuando la báscula me indica que he engordado 5 libras... ése es mi límite. De ese momento en adelante me pongo a dieta y me aguanto la boca hasta que bajo por lo menos 3 libras. Siempre hay que permitirse unas libritas de más, pero hay que tener cautela de no pasarnos mucho.

SERGIO URQUIDI, *Noticiero Univisión Fin de Semana*
Hago ejercicio tanto como puedo y además como sano. Evito las comidas fritas que me encantan, de manera que cuando las tomo —que en realidad son muy pocas veces— las disfruto muchísimo.

NEIDA SANDOVAL, *Despierta América*
Desde que en 1996 tuve un accidente automovilístico mi metabolismo y mi cuerpo cambiaron. Yo sé que estoy en un mal momento, pero en verdad ahora estoy intentando un cambio. Como sano y lo que me falta es más ejercicio porque es algo que toda mi vida he practicado. Hacía varias horas

al día aeróbicos y, bueno, con el horario de *Despierta América* la vida me ha cambiado y también las costumbres. Por ejemplo, muchas veces cuando mis compañeros en la redacción están desayunando yo estoy lista para almorzar porque hay que tener en cuenta que me levanto a las cuatro de la mañana. Lo que desayuno es saludable: avena y cereales. Mi meta es llegar a hacer realmente ejercicio y ponerme en forma, sé que lo voy a lograr. Así que mi recomendación es: una alimentación sana y actividad deportiva.

MARÍA CELESTE ARRARÁS, *Primer Impacto*
Estoy convencida de que lo importante es hacer ejercicio y mientras más temprano se comienza mejor, pues cuando uno empieza de niño con actividades deportivas los beneficios son a largo plazo. Yo fui nadadora durante 12 años y hasta el día de hoy, cuando hago ejercicio seriamente pronto me pongo en forma. Esto es porque el cuerpo tiene memoria; los músculos son agradecidos y si los ejercitaste de joven te será más fácil tonificarlos, aun cuando hayas sido sedentario por un tiempo. Así que mi receta es: ejercicio.

MIRKA DELLANOS, *Primer Impacto*
Me encanta comer y desde que di a luz a mi hija Alexa, hace siete años, desarrollé un deseo muy particular por los dulces. Se me antojan en la tarde, por lo tanto de vez en cuando me doy el lujo de comerme unas galletitas de chocolate o un pastelito de guayaba. Para mí es difícil ir al gimnasio, pero sé que sin ejercicio siempre engordo. Además, el ejercicio ayuda a aliviar las tensiones diarias y te desconectas un poco. Lo más importante que puedo recomendar, en especial a las mujeres, es que busquen tener paz y reencuentren cada día sus bendiciones. Si no estás contenta contigo misma y no te das cuenta de las cosas buenas que tienes en la vida no puedes ser feliz; finalmente, ésa es la meta de todos.

MERCEDES SOLER, *Primer Impacto*
Como una buena cocinera *gourmet* soy comelona pero de comida buena. No voy a ningún lugar de comida rápida o chatarra. Como saludable y sabroso. Tengo un metabolismo muy bueno que me permite no engordar. Durante mis embarazos he comido, he subido de peso y después de ellos, he perdido esas libras de más rápidamente. Yo creo que la gente debe comer sano, hacer ejercicio y vivir feliz de acuerdo con lo que piensa, darse de repente algún lujo. Por ejemplo, soy una adicta al chocolate, lo como y la

verdad es que no engordo. Mi consejo es que la gente disfrute la comida, que es uno de los grandes placeres.

RAÚL DE MOLINA, *El Gordo y la Flaca*

¿Qué creyeron? ¿Que porque tengo esta figura no tengo que hacer nada por cuidarla? Hago ejercicio por lo menos una hora tres veces por semana con un entrenador. Lo hago de siete a ocho de la mañana porque es la hora que más me gusta. En mi rutina hago aparatos y por lo menos 200 sentadillas o *sit-ups* en sesiones de 50. Además, vigilo lo que como, eso sí, si encuentro algo que me guste en mi camino lo devoro. Por ejemplo, el otro día mi esposa Millie dejó cerca de mi vista un pedazo del pastel de chocolate del cumpleaños de Mia, nuestra hija. Lo encontré al regresar del ejercicio y me lo comí. Después pienso en el trabajo que me va a dar perder ese peso que he ganado, pero por lo pronto lo disfruto. Mi consejo es: estén como estén, hagan ejercicio.

LILI ESTEFAN, *El Gordo y la Flaca*

Mi secreto es comer y comer muy requetebién. Desayuno fuerte, almuerzo fuerte y ceno muy poco. Cuando tenía el programa de radio por la mañana, mi compañero de entonces, Javier Romero, me decía que él acostumbraba bañarse para poderse despertar bien. Que vá. Yo puedo dejar el baño para cualquier otra hora del día, que lo mío es un desayuno fuerte para poder despertarme bien. Además creo que es muy importante la disciplina. Como a mis horas y muy bien; eso es importante para el adecuado funcionamiento de la tiroides y del metabolismo. Si no comemos y brincamos comidas sólo conseguimos que el cuepo se engañe y ordene al metabolismo guardar calorías. Así que como bien, tomo mucha agua, hago ejercicio tres o cuatro veces por semana. Un día que me siento relajada es porque estuve en el gimnasio de dos a tres horas haciendo mis rutinas.

Por último, soy disciplinada; no ceno fuerte. Generalmente como algo de proteína y no después de las seis. Si tengo un compromiso voy después de comer para tomar menos alimentos; si tengo una cena pido uno de los llamados *appetizers**, que muchas veces son ensaladas o vegetales y nada más. No como tarde para no engañar a mi cuerpo pues aprendí a vencer las tentaciones; cuando tuve a mi hijo Lorencito, por las madrugadas, al levantarme a

---

* Entradas, en inglés.

244

darle de comer, se me antojaba algo pero de inmediato recordaba mi disciplina de tener un periodo de ayuno efectivo que dura toda la noche; antes de comenzar el día, eso sí, con un buen y fuerte desayuno.

Odalys García, *Lente Loco*

Hago ejercicio a diario, como saludable y por supuesto que no ceno carbohidratos ni los ingiero después de las cinco de la tarde. Además, tomo mucha agua y sobre todo soy una persona que trata todo el tiempo de ser feliz, no dañar a nadie y ser positiva. No envidio nada y doy gracias a Dios de lo que me ha dado, incluida mi futura carrera de cantante para la que me cuido aún más física y espiritualmente.

Don Francisco, *Sábado Gigante*

Soy muy goloso y comelón. Me encanta tomar una copa de buen vino, pero realmente del que es muy bueno, y me gusta la comida; el problema es que hace unos seis meses me diagnosticaron diabetes, lo que me limita la vida. También tengo que lidiar con un horario difícil para mis comidas; por ejemplo, viajo mucho durante la semana y ese maní que dan en los aviones se me hace irresistible y me lo como todo. Pero en general trato de comer sanamente y de hacer ejercicio. Hago mi rutina de pesas con un entrenador por lo menos tres veces por semana. También juego tenis e intercambio el tipo de ejercicio: un día pesas, otro tenis, y así me mantengo activo.

Sissi, *Sábado Gigante*

Durante seis días de la semana como todo bajo en grasas, muchos vegetales, como berenjena y hongos, también ensaladas y pescado. Además, hago todos los días hora y media de ejercicio en el gimnasio y sólo un día me permito un poquito de todo, pero sólo un poquito.

Rashel Díaz, *Sábado Gigante* (autora de videos de dieta, ejercicio y maquillaje)

Lo más importante que he aprendido en toda la experiencia es a controlar lo que como. En las conferencias a las que voy las mujeres generalmente me piden secretos para hacer dieta y lo más curioso es que cuando les pregunto por la que están haciendo, resulta que no es ninguna. Toda mi vida había pasado haciendo dietas que funcionaban y fallaban, quizá lo más importante es que ahora aprendí a eliminar los carbohidratos a medida que pasa el día. Los como por la mañana, disminuyo su ingestión al mediodía, en la noche los elimino totalmente y sólo como proteína.

En mi embarazo de Juan Daniel subí 28 libras pero las bajé en un mes porque volví a trabajar pronto.

Lo más importante para lograr el triunfo es dar el paso de querer cambiar. Después, aceptarlo y conocer el cómo, el cuándo, y el cuánto se come, así como la hora del día y los horarios de alimentos. La gente no debe tener dieta sino cambio y hábito alimenticio para mantenerse siempre en peso sin privarse de nada.

ALMA BEN-DAVID, (asesora de imagen)

Yo creo que estar con kilos de más no es condición para sentirse del todo mal. Creo que lo importante es vivir de acuerdo con lo que se piensa. Para mí, sentirme bien es estar elegante a cualquier hora del día. No creo que el peso sea una condición de la elegancia. Lo que sí es, es conocer lo que realmente nos queda bien. Tomar de la moda lo que no nos incomoda, es decir: elegir lo que favorece la figura y que se acopla a la profesión y a la ocupación. La elegancia es un arte aprendido, nadie nace elegante. Es un proceso de refinación que comienza desde la más tierna infancia y que pasa a una etapa de descubrimiento en la adolescencia hasta culminar cuando, después de los 25 años descubrimos nuestro propio yo. Una mujer debe tener siempre un buen *brassier*; pienso que la elegancia comienza desde adentro; andar sin él es antielegante. Mi receta para un buen guardarropa es tener colores básicos: blanco, negro o beige, en piezas intercambiables que se puedan combinar con falda y pantalón dependiendo la hora y el compromiso del día. Pocos accesorios pero de buena calidad y que nunca sean nada extremo.

Particularmente, me gustan las perlas pequeñitas. Los tres accesorios básicos para mí son un buen collar de perlas, un muy buen par de zapatos y un bolso todavía mejor que pueda usarse y causar admiración.

GISSELLE BLONDETT, *Despierta América*

Creo que no hay que ser demasiado exigente, disfrutar la vida, tratar de hacer lo mejor que uno puede y cuidarse, respetar el cuerpo, física y mentalmente. No bebo, no fumo, no consumo drogas, bebo mucha agua, me encantan las ensaladas, no como muchas cosas fritas, pero si un buen helado.

Tiene que haber un balance. Los gustitos dan felicidad y le alegran el día pero con equilibrio: es un helado y no tres, todo con medida. Aprendí de mi madre que uno puede hacer todo lo que desee siempre y cuando no le haga daño a nadie, haya responsbilidad y amor.

Fernando Arau, *Despierta América*

Como muy bien y tomo a diario vitaminas y ginseng en el desayuno porque en el teatro te desgastas y debes aprender a vitaminarte. Mi receta es comer con mucho gusto e irse a dormir temprano. Hay que calcular la actividad para que en el día no sobrepase las 15 horas de manera que queden ocho bien puestas para descansar. Desgraciadamente las tres horas que trabajamos en *Despierta América*, equivalen a unas nueve de desgaste físico y mental. Nosotros acostumbramos a revisar las fotos que nos han tomado y así hemos notado que envejecemos más rápido porque nos despertamos a la hora que la luna tiene la máxima atracción, cuando uno tiene el mejor sueño. Mi receta para reír está en el descubrimiento de que lo que no me gusta también es parte de la vida. No lo tomo como una tragedia, simplemente lo asumo y sigo el consejo de mi abuelita: la vida hay que vivirla pasando a través de ella y sin hacer esfuerzo.

Omar Germenos, *Despierta América*

Lo que más recomiendo es comer a tus horas, por lo menos tres veces al día, pero si quieren activar el metabolismo por lo menos deberán comer seis. Reírse de uno mismo, ésa es la dieta más sabrosa porque así te ríes de todos pero también de ti. Dormir es importante, no tanto la cantidad sino la calidad, forzándote a dormir a la hora apropiada para que el cuerpo te despierte solito. Quisiera meditar pero todavía no lo logro; sin embargo, todas las mañanas rezo, a veces hasta en el camino y mientras manejo, pero rezo.

Rosana Franco, *República Deportiva* (comentarista)

Yo creo mucho en la antidieta, así que durante la mañana y hasta el mediodía sólo tomo jugos de fruta y fruta. Desayuno un batido que hago con una taza de jugo de naranja, seis trozos de piña, cuatro fresas, un puñito de germinados (*sprouts*) y el resto de la mañana como plátano. Después proteína y vegetales en el *lunch*, pero la cena es ligerísima. También tomo mucha agua y por lo menos cinco veces por semana hago 40 minutos de ejercicio cardiovascular (caminadora, escaladora) o una hora de aeróbicos.

35. Mis citas favoritas

Soy tan locochona, en el buen sentido, que por todos lados en el libro he ido dejándole las frases que en los momentos clave me han ayudado a salir. A lo mejor es una acción inconsciente en medio de las irreverencias que espantan. Nuevamente la mano amiga ha prestado gran ayuda. Noemí Alarcón, periodista venezolana del *New Herald* de Miami, me dio la idea de escribir en estas páginas mis citas favoritas. Repítalas, cópielas, úselas cuando las necesite, pues son nuestras y van de la risa a la reflexión.

Si Thalía puede... ¿por qué yo no?

❖

Abre tu refrigerador y te diré quién eres.

❖

Una caída es sólo un resbalón.

❖

Todo tiene un porqué aunque en este momento
yo no lo entienda. Que Dios me permita hacerlo.

❖

Dios mío, ayúdame a soportar un día más.

❖

Todos aquellos... (poner aquí los nombres) que se han reído
con mi desgracia, pronto van a tragarse sus palabras.

Gorda, pero no tonta.

❖

A mí lo gorda se me quita con dieta, pero a usted...(insulte tanto y como quiera al agresor).

❖

Es terrible morirse a los 40 y que lo entierren a uno a los 60.

❖

Así quiero estar; así, Diosito, ayúdame, por favor.

❖

Dios mío, aléjame el hambre.

❖

Siempre hay un mañana.

❖

No es malo caer, pero una sola vez.

❖

Siempre se puede volver a comenzar.

❖

Todavía no he hecho nada que no pueda remediar.

❖

Si algo es demasiado bueno es probable que no sea cierto.

❖

Que a las chismosas y envidiosas se les haga la lengua chicharrón.

❖

Nunca está más oscuro que antes de que amanezca.

❖

Un alto en el camino no es el fin del camino.

❖

Tengo paz... finalmente estoy en paz.

36. Hoy es siempre

Cuando uno no quiere caldo le sirven dos tazas. Y eso mismo me ha pasado con este libro. Cuando estaba por terminarlo y pensaba: "En dos semanas lo acabo… nada".

Salieron una a una las asignaciones más complicadas que me llevaron de Miami a Lima, de Lima a la selva amazónica, del Amazonas a México, mientras los días de mi fecha límite se agotaban y Félix Cortés Camarillo, por internet, por teléfono y por cariño, soportó pacientemente revisarlos contra el tiempo y a distancia.

Lo que es la vida, nunca me pasó por la mente llegar a escribir estas últimas páginas en México, el país donde nací y al que tanto amo, ni que Félix, extraordinario cronista de su tiempo, quien me diera oficio en televisión, 27 años después fuera quien lo revisara.

Y aquí estoy. He dejado para este final varias explicaciones que le debo. Muchos me preguntan ¿por qué el libro se llama "dietas y recetas"?

Porque me espanta pensar en el tono doctoral que implica decir: escribí un libro. Prefiero sentir que éste es el reportaje más largo que me ha tocado hacer. Uno de 30 y pico de partes que usted me ha hecho el favor de ver sentada frente a su televisor. Es mejor pensar así, evitando escuchar el canto de las sirenas.

Prefiero pensar que simplemente me he dedicado a contarle la larga historia de una mujer que, como millones, lucha contra los mismos jinetes del Apocalipsis: hambre, gula, obsesión y compulsión.

Y así fue que decidí hacerlo, no sólo para nosotras las diferentes gordas, mentales, físicas, pero gordas. He hecho un recuento que ha pasado ya la prueba de algunas amigas "flacas" como Citlali Peña, corresponsal del *Noticiero Univisión* en México, quien comenzó a leer un capítulo y emocionada me confesó: "De alguna forma este libro también me toca a mí".

Y Jeannette Casal Miranda, productora de *Aquí y Ahora*, quien me acompañó en este viaje a México.

"Aquí también estoy yo. La gente piensa que soy flaca mientras yo me veo gorda. También tengo miedo de ir a las tiendas a comprar ropa. Estoy decidiendo tallas, me llevo una y no me queda, o la otra y digo: no voy a comprar nada hasta que baje más, porque para subir de talla, no. Nadie quiere subir, me siento mal y necesito hacer ejercicio pero tampoco puedo. Y odio que la gente me diga: no te preocupes que estás bien. Y mi esposo se da cuenta de la situación y piensa que hay que hacer algo, pero ¿qué...?"

Es por eso que este libro se llama "dietas y recetas", porque si está buscando, probablemente aquí encuentre. La vida es así.

Los que vivimos el sobrepeso tenemos una larga vida a dieta. Y ¿cómo se hace una dieta?... Con recetas.

Durante todos los capítulos le he llevado a conocer a mis amigos, a mis compañeros de trabajo en Univisión, a los que han compartido conmigo la vida.

Usted se preguntará si acaso tienen algo más que ver en esto. Sí, mucho más.

Que en un sábado peregrino, de esos que pasamos trabajando en democrático consenso, mientras yo proponía que este relato se llamara "He perdido y ganado" o "Dietas y recetas de María Antonieta Collins" ellos "decidieron" que si yo iba a escribir esta odisea, tendría que llamarse *Dietas y recetas de María Antonieta* y nada más. Y así quedó.

Pero ahora es que me doy cuenta de que también pudo ser: dietas, recetas y miedos por los que a diario enfrento.

Estoy frente al espejo. El mismo que tantas y tantas veces me ha señalado con un dedo imaginario. La ropa que poco a poco ha vuelto a quedarme pequeña. El hambre ha vuelto sin control o peor aún, me he acabado tres paquetes de galletas de crema y ocho refrescos. Siento que el estómago me revienta de lleno, pero no puedo parar. Y a mi alrededor las voces murmuran nuevamente: "Está gorda otra vez y ahora sí que de ésta no sale".

Busco desesperada un nuevo gurú y no aparece. Los años son descarnados conmigo y ahora mi cuerpo se ha resistido a otro cambio; es más, se ha rebelado creando inmunidad ante cualquier medicamento y no hay nada.

Y el desespero y el terror y el grito que me despierta.

No estoy inventándolo. Esto me azota y me vuelve a azotar sin piedad muchas noches que me despierto temblando y me calmo al ver que sólo fue una pesadilla.

Fabio me ha visto sufrir así y sólo roza mi mano para quitarme el miedo.

Tonta sería si no me diera cuenta que es mi inconsciente rebelándose.

Ha pasado más de un año... Y cuando muchos me dicen que ya la hice, yo simplemente los ignoro.

El día que me llegue a creer el cuento vuelvo a caer porque el monstruo está ahí, sólo creo que dormita en alguna parte de mi cerebro. Le tengo terror. Tengo terror del momento en que despierte y me cobre todas las de estos tiempos.

Hasta el día de hoy le he demostrado quién es la nueva Collins y quizá por eso él también me teme, le he hecho pensar que conmigo no pudo, pero dentro de mí sé que eso no es cierto, que sólo es una guerra abierta a plazos. Bien idiota sería si lo ignorara.

Pero el monstruo sabe que con todas mis armas estoy al acecho y sigue escondido buscando cómo derrotarme aunque me rehúso a aceptar que por él, otra vez, tenga que comenzar el martirio de una dieta que parta de cero.

Sé que cada día que pasa mi cuerpo envejece y mi metabolismo se hace más lento. Cuando a mi alrededor hay amigas enfermas, es que otro de mis demonios me ataca con el miedo de algún día tener que pagar la factura en mi salud por tanta y tanta medicina que he tragado, pero el miedo aminora cuando pienso que hoy es siempre. Y que seguirá siéndolo mientras yo quiera. Y solamente yo.

Que no puedo caer, porque conmigo irían como en rebote de dominó otras decenas que me han acompañado, porque es el mismo monstruo que nos ataca a todas.

Sigo creyendo que el miedo se aleja siempre que hay buenos pensamientos y sigo creyendo que mañana también se puede volver a empezar.

Aunque quizá el conjuro más poderoso contra kilos y demonios sea la misma y sencilla oración que la metafísica me ha enseñado a pronunciar como decreto y que surte efecto siempre que haya fe: "Yo quiero seguir delgada para siempre, en armonía con todo el mundo, bajo la gracia y de manera perfecta. Gracias, Padre, porque ya me oíste".

Continúo orando: "Padre, sigue escuchándome, sigue librándome del monstruo y no me quites la esperanza de seguir intentándolo, de caer y levantarme, de pensar que hoy es siempre. Amén".

México D.F., 5 de mayo de 2001

Dietas y Recetas de María Antonieta, de María Antonieta Collins
se terminó de imprimir en Febrero de 2005
en los talleres de Programas Educativos, S. A. de C. V.
Calz. Chabacano No. 65, local A, Col. Asturias
C.P. 06850, México, D. F.

Empresa Certificada por el Instituto Mexicano de Normalización y
Certificación A. C. bajo las Normas ISO-9002: 1994 NMX-CC-004:1995
IMNC con el Núm. de Registro RSC-048 e ISO-14001:1996
NMX-SAA-001:1998 IMNC con el Núm. de Registro RSAA-003.